Daniel Martens

prognostische Bedeutung der CT-Perfusion bei
Subarachnoidalblutung

Daniel Martens

prognostische Bedeutung der CT-Perfusion bei Subarachnoidalblutung

Untersuchung der CT-Perfusion bei Subarachnoidalblutung im Hinblick auf das langfristige `Outcome`

Südwestdeutscher Verlag für Hochschulschriften

Impressum / Imprint

Bibliografische Information der Deutschen Nationalbibliothek: Die Deutsche Nationalbibliothek verzeichnet diese Publikation in der Deutschen Nationalbibliografie; detaillierte bibliografische Daten sind im Internet über http://dnb.d-nb.de abrufbar.

Alle in diesem Buch genannten Marken und Produktnamen unterliegen warenzeichen-, marken- oder patentrechtlichem Schutz bzw. sind Warenzeichen oder eingetragene Warenzeichen der jeweiligen Inhaber. Die Wiedergabe von Marken, Produktnamen, Gebrauchsnamen, Handelsnamen, Warenbezeichnungen u.s.w. in diesem Werk berechtigt auch ohne besondere Kennzeichnung nicht zu der Annahme, dass solche Namen im Sinne der Warenzeichen- und Markenschutzgesetzgebung als frei zu betrachten wären und daher von jedermann benutzt werden dürften.

Bibliographic information published by the Deutsche Nationalbibliothek: The Deutsche Nationalbibliothek lists this publication in the Deutsche Nationalbibliografie; detailed bibliographic data are available in the Internet at http://dnb.d-nb.de.

Any brand names and product names mentioned in this book are subject to trademark, brand or patent protection and are trademarks or registered trademarks of their respective holders. The use of brand names, product names, common names, trade names, product descriptions etc. even without a particular marking in this works is in no way to be construed to mean that such names may be regarded as unrestricted in respect of trademark and brand protection legislation and could thus be used by anyone.

Coverbild / Cover image: www.ingimage.com

Verlag / Publisher:
Südwestdeutscher Verlag für Hochschulschriften
ist ein Imprint der / is a trademark of
OmniScriptum GmbH & Co. KG
Heinrich-Böcking-Str. 6-8, 66121 Saarbrücken, Deutschland / Germany
Email: info@svh-verlag.de

Herstellung: siehe letzte Seite /
Printed at: see last page
ISBN: 978-3-8381-3686-8

Zugl. / Approved by: Düsseldorf, HHU, Diss., 2013

Copyright © 2013 OmniScriptum GmbH & Co. KG
Alle Rechte vorbehalten. / All rights reserved. Saarbrücken 2013

Zusammenfassung

Einleitung

Die CT-Perfusionsuntersuchung (CTP) hat sich als diagnostisches Instrument zur Detektion zerebraler Zirkulationsstörungen bei Patienten mit Subarachnoidalblutung bewährt. Im längerfristigen Verlauf der Genesung ist eine Differenzierung des Erholungspotentials der Patienten zu erwarten. Unklar bleibt bisher die prognostische Bedeutung der Perfusionsparameter in der Frühphase der Erkrankung für das klinische Langzeitergebnis. Das angestrebte Ergebnis dieser Dissertation ist Schwellenwerte der Perfusionsparameter in Bezug auf die langfristige gesundheitliche Erholung der Patienten zu identifizieren.

Material und Methode

Im Rahmen einer retrospektiven Analyse werden 312 Patienten mit einer spontanen Subarachnoidalblutung jenseits eines Jahres nach dem Blutungsereignis mit einem eigens entwickelten Fragebogen befragt, wodurch der mRS (modified Rankin Scale) ermittelt wird. Die statistische Auswertung der Perfusionsdaten aus der Frühphase in Bezug auf die langfristige gesundheitliche Erholung der Patienten erfolgt mit SPSS.

Ergebnisse

Die MTT in der Frühphase korreliert hoch signifikant (p ≤ 0,001 mit r = 0,422) mit dem klinischen Langzeitergebnis (mRS). In einer linearen Regressionsanalyse zeigt sich von allen initialen klinischen Parametern die MTT als zweitwichtigster Regressor (nach dem WFNS-Grad als Maß für den klinischen Schweregrad der Blutung) für die Vorhersage des mRS. Dieses Modell liefert eine Regressionsgleichung, mit deren Hilfe der modified Rankin Scale näherungsweise prognostiziert werden kann. Weitere Regressoren sind der Fisher-Grad und das Lebensalter der Patienten bei Aufnahme.
Eine MTT von 4,11 s kann als Schwelle für ein langfristig schlechtes Outcome (mRS ≥ 2) identifiziert werden. Eine MTT ≥ 4,39 s zeigt ein langfristig sehr schlechtes Outcome (mRS 4 bis 6) an. Geschlechtsspezifisch liegt die Schwelle für weibliche Patienten bei 3,93 s und für männliche Patienten bei 4,19 s. Im Vergleich zur MTT ist die T_{max} ein unsicherer Marker für den modified Rankin Scale.
Durch intraarterielle Spasmolyse (70 endovaskuläre Behandlungen bei 51 Patienten aus dem Studienkollektiv) kann die MTT durchschnittlich um 0,43 s gesenkt werden.

Schlussfolgerung

Die vorliegende Untersuchung verdeutlicht die Bedeutung der Perfusionsparameter für das klinische Langzeitergebnis und liefert Schwellenwerte für die Risiko- und Nutzenabwägung vor invasiven Therapiemaßnahmen (z. B. intraarterielle Spasmolyse).

Inhaltsverzeichnis

1. Einleitung 5

2. Fragestellung und Zielsetzung 7

3. Theoretische Grundlagen der spontanen Subarachnoidalblutung 8
   3.1. Epidemiologie und Ätiologie 8
   3.2. Pathologie und Pathogenese 9
   3.3. Komplikationen einer spontanen SAB 9
       3.3.1. Hydrozephalus 9
       3.3.2. Rezidivblutung 10
       3.3.3. Zerebrale Zirkulationsstörung 10
           3.3.3.1. Begriffsdefinition der zerebralen Zirkulationsstörung 11
           3.3.3.2. Pathophysiologie der zerebralen Zirkulationsstörung ... 12
           3.3.3.3. Therapie der zerebralen Zirkulationsstörung 13
   3.4. Diagnostik 14
       3.4.1. Graduierung des primären klinischen Gesundheitszustands (WFNS). 14
       3.4.2. Blutungsnachweis und Fisher-Graduierung: Kranielle Computertomographie (CCT), Magnetresonanztomographie (MRT) und Lumbalpunktion 15
       3.4.3. Digitale Subtraktionsangiographie (DSA) 16
       3.4.4. Transkranielle Dopplersonographie (TCD) 17
       3.4.5. Mikrodialyse 18
       3.4.6. CT-Perfusion 18
   3.5. Ausschaltung des Aneurysmas 20

4. Material und Methode 22
   4.1. Erfassung der zerebralen Perfusion 22
       4.1.1. Grundlagen und Methodik der CT-Perfusions-Untersuchung 22
       4.1.2. Zeitlicher Ablauf der CT-Perfusions-Untersuchung 22
       4.1.3. Daten der CT-Perfusions-Untersuchungen (Zielkriterium) ... 23
   4.2. Erfassung des gesundheitlichen Erholungspotentials (Zielkriterium) ... 24
       4.2.1. Modified Rankin Scale (mRS) und Fragebogen 24
       4.2.3. Befragung der Studienteilnehmer 26

4.3. Faktoren, Eigenschaften und Parameter der Studienteilnehmer 27
    4.3.1. Vorerkrankungen (Nebenfaktoren) 28
    4.3.2. Prädisponierende Eigenschaften (Nebenfaktoren) 28
    4.3.3. Klinische Parameter (Ausgangsparameter) 28
4.4. Statistische Auswertung 29
4.5. Allgemeine Daten des Patientenkollektivs 30
    4.5.1. Hauptgruppe: gesamtes Patientenkollektiv 31
    4.5.2. Untergruppe: Patienten mit endovaskulärer Spasmolyse 32

5. Ergebnisse 34

5.1. Das langfristige Outcome (mRS) des Patientenkollektivs 34
5.2. Abhängigkeiten und Zusammenhänge zwischen beeinflussenden Faktoren und dem Outcome (mRS) 34
    5.2.1. Geschlecht und Outcome (mRS) 34
    5.2.2. Alter und Outcome (mRS) 35
    5.2.3. Fisher-Grad und Outcome (mRS) 38
    5.2.4. WFNS-Grad und Outcome (mRS) 39
    5.2.5. Symptomatischer „Vasospasmus" (DIND) und Outcome (mRS) 40
    5.2.6. Therapieart und Outcome (mRS) 41
    5.2.7. Hydrozephalus und Outcome (mRS) 42
5.3. Diagnostische und therapeutische Größen: Abhängigkeiten und Zusammenhänge der klinischen Merkmale 43
    5.3.1. Fisher-Grad und symptomatischer (klinischer) „Vasospasmus" (DIND) 43
    5.3.2. Fisher- und WFNS-Grad 44
5.4. Untersuchung und Betrachtung des CT-Perfusionsparameters MTT_{peak} 45
    5.4.1. Vergleich der MTT_{peak} mit einem Normaldatensatz 45
    5.4.2. Alter und MTT_{peak} 47
    5.4.3. Fisher-Grad und MTT_{peak} 49
    5.4.4. WFNS-Grad und MTT_{peak} 51
    5.4.5. Schwellenwerte der MTT_{peak} im Hinblick auf das langfristige Outcome 53
    5.4.6. Geschlechtsspezifische MTT_{peak} und das Outcome (mRS) 56
        5.4.6.1. Schwellenwerte der MTT_{peak} weiblicher Patienten 57
        5.4.6.2. Schwellenwerte der MTT_{peak} männlicher Patienten 58
5.5. Gruppierung nach dem Fisher-Grad: MTT_{peak} und Outcome 60

5.6. Gruppierung nach dem WFNS-Grad: MTT_{peak} und Outcome 68
5.7. MTT_{peak} und T_{max} 76
5.8. Untersuchung und Betrachtung des CT-Perfusionsparameters T_{max} 77
    5.8.1. Einfluss des Alters und des Geschlechts auf die T_{max} 77
    5.8.2. Symptomatischer (klinischer) „Vasospasmus" (DIND) und T_{max} 78
    5.8.3. Fisher-Grad und T_{max} 79
    5.8.4. WFNS-Grad und T_{max} 80
    5.8.5. Outcome (mRS) und T_{max} 82
5.9. Ergebnisse vor und nach endovaskulärer Spasmolyse 85
    5.9.1. Untersuchung der Änderung der CT-Perfusionsparamter MTT und T_{max} 85

6. Diskussion 87

6.1. Zusammenfassung und Ausblick 102

7. Abkürzungsverzeichnis 106

8. Literaturverzeichnis 107

9. Anhang 113

Danksagung

1. Einleitung

Die spontane Ruptur eines Aneurysmas der hirnversorgenden Blutgefäße führt zu einer Subarachnoidalblutung. Blut gelangt in den mit Liquor gefüllten, spaltförmigen Raum zwischen Arachnoidea und Pia mater. Vor allem Patienten im mittleren Lebensalter sind von dieser lebensbedrohlichen Erkrankung betroffen. Das blutungsverursachende Aneurysma kann durch zwei Verfahren versorgt werden; das endovaskuläre Coiling oder das operativ mikrochirurgische Clipping.

Die mit einer Subarachnoidalblutung assoziierte sekundäre schwere Morbidität und hohe Mortalität lässt sich trotz moderner Behandlungsverfahren und Weiterentwicklungen von Operationstechniken nicht entscheidend senken. Hauptursache für diese unbefriedigenden Resultate sind zerebrale Zirkulationsstörungen des Gehirns (1). Nach bisherigem Erkenntnisstand treten sie mit einer Latenzzeit von zwei bis drei Tagen auf. Ursächlich sind Störungen des Gefäßtonus aufgrund der Einwirkung von Blutabbauprodukten im Subarachnoidalraum (2). Dies führt zu einer Verengung des Gefäßlumens mit einer Minderperfusion des angrenzenden Hirnparenchyms. Das Resultat ist eine sekundäre neurologische Verschlechterung des Gesundheitszustandes der Patienten (DIND = delayed ischemic neurological deficit).

Es gibt erfolgreiche, aber zugleich auch invasive Verfahren zur Behandlung sekundär auftretender zerebraler Zirkulationsstörungen, deren Indikationsstellung einer gründlichen Abwägung bedarf. Mit Hilfe der intraarteriellen Katheterangiographie (DSA) können Gefäße dargestellt und lokale medikamentöse Therapien eingeleitet werden. Durch Angioplastie wird das Gefäßlumen mittels Ballondilatation geweitet oder wieder geöffnet. Diese Behandlungsmöglichkeiten sind zeitaufwendig und risikobehaftet. Der Einsatz dieser Verfahren muss rechtzeitig vor Auftreten irreversibler Schäden des Hirnparenchyms abgeklärt werden. Ein diagnostisches Verfahren wird benötigt, das drohende zerebrale Zirkulationsstörungen vorhersagt und deren Ausmaß im Hinblick auf das Risiko einer langfristig schlechten gesundheitlichen Erholung der Patienten abzuschätzen hilft. Auf diese Weise ist der Einsatz von unter Umständen risikoreichen invasiven Verfahren zur Behandlung zerebraler Zirkulationsstörungen zu rechtfertigen.

Die dynamische Perfusionsanalyse des Gehirns mit einem Computertomographen (PCT) ist eine diagnostische Methode mit hoher Sensitivität und Spezifität zum Nachweis zerebraler Zirkulationsstörungen (1, 3, 4). Eine Schwelle der zerebralen

Perfusion für eine kurzfristig schlechte gesundheitliche Erholung von Patienten ist bekannt (5). Im längerfristigen Verlauf der Genesung ist eine weitere Differenzierung des Erholungspotentials der Patienten zu erwarten.

Ziel dieser wissenschaftlichen Arbeit ist die Untersuchung der Beziehung zwischen der zerebralen Perfusion in der Frühphase nach initialer Subarachnoidalblutung und dem klinischen Zustand jenseits eines Jahres. Das angestrebte Ergebnis dieser Dissertation ist Schwellenwerte der CT-Perfusion in Bezug auf die langfristige gesundheitliche Erholung der Patienten zu identifizieren. Diese können bei der Entscheidung zur Durchführung einer invasiven, aber effektiveren Therapie zerebraler Zirkulationsstörungen oder zur Intensivierung der Medikation helfen.

2. Fragestellung und Zielsetzung

Die gesundheitliche Rehabilitation von Patienten infolge einer Subarachnoidalblutung erfordert Zeit. Eine Wiedereingliederung in den vor dieser Erkrankung gelebten Alltag oder eine Wiederaufnahme der beruflichen Tätigkeit ist, wenn überhaupt möglich, ein langwieriger Prozess. Das langfristige Erholungspotential steigt und differenziert sich stetig im Verlauf der Regeneration. Diese langfristige gesundheitliche Erholung der Patienten nach Ablauf eines Jahres nach initialer SAB zu erfassen und mit der CT-Perfusion in der Frühphase (ersten drei Wochen) der Erkrankung zu verbinden ist das Ziel dieser Dissertation. Erst wenn untersucht ist, wo die Grenze zu einem schlechten gesundheitlichen Erholungspotential liegt, erlangen invasive und zeitaufwendige Behandlungsverfahren eine rechtfertigende Indikationsstellung.

Die zu klärenden Fragen bei dieser wissenschaftlichen Untersuchung sind:

- Kann das anhand der CT-Perfusion gemessene Ausmaß der zerebralen Zirkulationsstörung als Prädiktor für das langfristige Outcome eingesetzt werden?
- Gibt es Graduierungen der CT-Perfusionsparameter im Hinblick auf die Schwere der zerebralen Zirkulationsstörung und das langfristige Outcome?
- Ist es möglich, Schwellenwerte der CT-Perfusionsparameter anhand der langfristigen gesundheitlichen Erholung der Studienteilnehmer zu benennen?
- Liegt eine unterschiedliche Wertigkeit der CT-Perfusionsparameter zur Prognose des langfristigen Outcomes vor?
- Gibt es weitere Größen, die einen statistisch signifikanten Einfluss auf die langfristige Erholung oder auf die CT-Perfusionsparameter haben?
- Inwiefern führt eine endovaskuläre Behandlung zerebraler Zirkulationsstörungen zu einer Veränderung der CT-Perfusionsparameter?

3. Theoretische Grundlagen der spontanen Subarachnoidalblutung

3.1. Epidemiologie und Ätiologie

Die spontane Subarachnoidalblutung ist eine akut lebensbedrohliche zerebrovaskuläre Erkrankung. Freies Blut aus einem hirnversorgenden Gefäß gelangt in den mit Liquor gefüllten Spaltraum zwischen Arachnoidea und Pia mater. Die häufigste Ursache einer Subarachnoidalblutung ist eine Gefäßaussackung (Aneurysma). Neben der Ruptur eines Aneurysmas können auch eine durale Fistel, ein Angiom oder eine venöse Abflussbehinderung ursächlich für die Blutung sein. Ein Nachweis der Blutungsursache ist nicht immer möglich. 25 % der Patienten mit einer schweren Subarachnoidalblutung (SAB) erleiden eine sogenannte Warnblutung, die der eigentlichen Subarachnoidalblutung vorausgehen kann (6).
Eine spontane SAB ist von einer traumatischen, infolge einer Gewalteinwirkung, abzugrenzen. In Deutschland liegt die Inzidenz für eine spontane SAB bei etwa 10 neuerkrankten Personen pro 100.000 Einwohner und Jahr, was etwa 8.200 Betroffenen pro Jahr entspricht (7).
Eine Subarachnoidalblutung ist mit schwerer Morbidität und hoher Mortalität assoziiert. Das Nachblutungsrisiko innerhalb der ersten zwei Wochen liegt bei 12 % (8). 1/3 der Patienten überleben mit lebenslanger schwerer Behinderung und bleiben pflegebedürftig. Über 10 bis 20 % der Patienten versterben noch bevor sie das Krankenhaus erreichen (2, 9).
Das Haupterkrankungsalter liegt zwischen 40 und 70 Jahren, wobei Frauen häufiger betroffen sind als Männer (2). Zu den Risikogruppen gehören Raucher, arterielle Hypertoniker, Patienten mit hohem Alkoholkonsum, Arteriosklerose oder Fettstoffwechselstörungen (10). Neben diesen erworbenen Gefäßveränderungen können auch genetisch bedingte Bindegewebserkrankungen, wie die polyzistische Nierenerkrankung oder das Ehlers-Danlos-Syndrom, die Entstehung eines Aneurysmas begünstigen. Eine positive Familienanamnese ist bei 5 bis 20 % der Betroffenen vorhanden (6).

3.2. Pathologie und Pathogenese

Aneurysmen weisen starke Variationen in Form und Größe auf. Der durchschnittliche Durchmesser liegt bei 8,2 ± 3,9 mm (11). Ursächlich für die Entstehung einer Gefäßaussackung sind unter Blutdruckeinfluss stehende Aufbaustörungen oder Wandschwächen der Gefäße im Bereich der Arterienmuskelschicht. Diese treten am häufigsten an Gabelungen oder regenerativen Embryonalstellen auf (12). Aneurysmen sind überwiegend am oder in der Nähe des Circulus arteriousus Willisi lokalisiert.

Eine spontane Aneurysmaruptur ereignet sich bei Überschreitung der Belastungsgrenze des vorgeschädigten Gefäßwandabschnittes. Überlebende Patienten beschreiben unmittelbar nach dem Blutungsereignis symptomatische Beschwerden, die von Kopf- oder Nackenschmerzen über Übelkeit bis zu einem akuten Bewusstseinsverlust reichen.

3.3. Komplikationen einer spontanen SAB

Die primäre Folge des freien Blutes im Subarachnoidalraum ist der unmittelbar zunehmende Hirndruck, der die intrazerebrale Perfusion beeinträchtigt. Die Blutung verursacht ein intrazerebrales Hämatom oder ein Subduralhämatom. In der Folge sind neurologische Defizite feststellbar (AFND = Akut Fokal Neurologisches Defizit). Komplikationen im Rahmen der weiteren Aneurysmaversorgung werden zum Begriff des AFND gezählt (2).

Wichtig ist eine Abgrenzung der primären von den sekundären Komplikationen, wozu die Rezidivblutung, der Hydrozephalus und die zerebrale Zirkulationsstörung gezählt werden. Bei Patienten mit einer SAB können auch behandlungsbedürftige Elektrolytstörungen, epileptische Anfälle, pulmonale und kardiale Symptome auftreten (13).

3.3.1. Hydrozephalus

Das Blut im Subarachnoidalraum und die Hirnschwellung birgt die Gefahr einer Passage- oder Resorptionsstörung des Liquors, was zu einem intrakraniellen Druckanstieg führt. Bei 15 bis 25 % der Patienten nach SAB ist bereits bei Aufnahme ein akuter Hydrozephalus festzustellen (14). Bei klinischer Manifestation wird eine externe Ventrikeldrainage angelegt, um den Liquor abzuleiten und den intrakraniellen Druck zu senken. Bei 14 bis 20 % der Patienten mit akutem Hydrozephalus wird er im Verlauf chronisch und erfordert die Anlage eines ventrikuloperitonealen Shunts zum dauerhaften Liquorabfluss (2, 15). Eine Beeinträchtigung des Langzeitoutcomes der Patienten mit dauerhafter Shuntanlage liegt nicht vor (16, 17).

3.3.2. Rezidivblutung

Eine Nachblutung eines rupturierten Aneurysmas ist mit 40 bis 70 % Mortalität verbunden (6, 8, 18). Sie entsteht durch Umorganisation des Koagulums im Aneurysmalumen und arteriellen Blutdruckanstiegen. Innerhalb der ersten zwei Wochen liegt das Nachblutungsrisiko bei 12 % (8). Eine frühe Aneurysmaversorgung (innerhalb von 72 Stunden) minimiert das Risiko einer Nachblutung und die damit verbundene Mortalität. Die frühe Intervention verhindert jedoch nicht das Auftreten von Sekundärkomplikationen. Das klinische Outcome wird dadurch nicht verbessert (19).

3.3.3. Zerebrale Zirkulationsstörung

Mit einer Latenzzeit von 2 bis 3 Tagen tritt bei etwa 70 % der Patienten eine angiographisch nachweisbare Engstellung der hirnversorgenden Gefäße auf (20). Dieser Zustand normalisiert sich etwa nach 14 Tagen. Im transkraniellen Dopplersonographen (TCD) zeigt sich dieses hämodynamische Phänomen mit dem Anstieg der mittleren Flussgeschwindigkeit des zirkulierenden Blutes. Die Folge ist eine Störung des zerebralen Stoffwechsels mit Minderversorgung des Gehirnparenchyms. Fast 50 % der Patienten nach SAB mit schweren Gefäßengstellungen erleiden einen zerebralen Infarkt (21). Neben weniger ursächlichen Komplikationen oder schlechten Ergebnissen der Behandlung bildet die zerebrale Zirkulationsstörung die Hauptursache für sekundäre Morbidität und Mortalität nach SAB (8, 13, 22).
Im gleichen Zeitraum der nachweisbaren Engstellung der Gefäße zeigen sich bei 20 bis 49 % der Patienten neuauftretende neurologische Defizite, die zu einer wesentlichen sekundären Verschlechterung des Gesundheitszustandes führen (22 - 24). Et-

wa 2/3 der Patienten mit zerebralen Spasmen weisen zumindest Symptome einer verzögerten zerebralen Ischämie (DCI) auf (25). Dieses zu beobachtende Phänomen wird auch als verzögertes ischämisches neurologisches Defizit (DIND) bezeichnet. Die klinische Symptomatik reicht von neurologisch kaum zu fassenden Veränderungen über Vigilanz- und Konzentrationsstörungen bis zu Koma oder Tod (5). Das aufgrund der zerebralen Autoregulationsstörung auftretende neurologische Defizit kann reversibel sein oder auch zu einer dauerhaften Beeinträchtigung der Patienten führen.
Das Phänomen „Vasospasmus" muss nicht in ein DIND resultieren. Schlussfolgernd ist die darstellbare Gefäßveränderung nur ein Teil einer komplexeren zerebralen Zirkulationsstörung.

3.3.3.1. Begriffsdefinition der zerebralen Zirkulationsstörung

Definitionsgemäß wird unter dem Begriff „Vasospasmus" eine angiographisch sichtbare oder dopplersonographisch fassbare Engstellung der Gefäße verstanden (1).
In der Literatur wird der Begriff „Vasospasmus" jedoch auch für die Pathologie genutzt, die hinter den gefäßverändernden Prozessen steht. Der symptomatische „Vasospasmus" im klinischen Alltag, der mit einer DIND gleichzusetzen ist, wird bei Auftreten von Paresen, Bewusstseinstrübungen oder Sprachstörungen beschrieben.
Angiographisch oder dopplersonographisch sind diese existenten komplexen Prozesse jedoch nicht oder nur teilweise abbildbar (26). Die Einführung eines neuen übergeordneten Begriffs bietet sich als Lösung dieser Problematik an. Ich möchte an dieser Stelle den von Herrn PD Dr. med. Bernd Turowski in seiner Habilitationsschrift vorgeschlagenen Begriff der „zerebralen Zirkulationsstörung" aufgreifen (1). Mit Hilfe der zerebralen Zirkulationsstörung kann wieder alles beschrieben werden, was der Begriff „Vasospasmus" eigentlich beinhalten sollte (Abbildung 1).

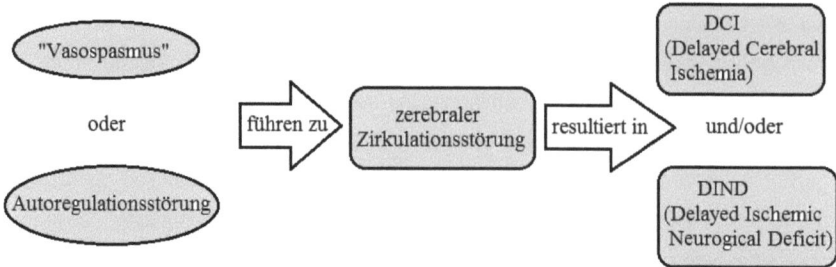

Abbildung 1: Deutung und Einordnung des Begriffs der „zerebralen Zirkulationsstörung" erstellt nach Anregung von PD Dr. med. B. Turowski

3.3.3.2. Pathophysiologie der zerebralen Zirkulationsstörung

Die Genese einer zerebralen Zirkulationsstörung ist komplex und multifaktoriell bedingt. Der genaue Mechanismus ist unzureichend beschrieben. Ursächlich sind das im Subarachnoidalraum befindliche Blut und dessen Abbauprodukte. Die Menge des subarachnoidalen Blutes beeinflusst das Auftreten einer zerebralen Zirkulationsstörung (27).

Auf zellulärer Ebene sind mehrere, sich wechselseitig beeinflussende und bedingende Veränderungen bekannt. Während der Erythrozytenlyse werden vasoaktive Substanzen wie Endotheline und Prostaglandine frei. Stickstoffmonoxid, das in den Endothelzellen produziert wird, reguliert über zyklisches Guanosine-Monophosphat (cGMP) den zerebralen Gefäßtonus (22, 28). Der Stickstoff wird durch freies Oxyhämoglobin, das Abbauprodukt des extravasalen Hämoglobins, und Eisen aus den Erythrozyten abgebaut. Die verminderte Stickstoffkonzentration und ein Anstieg der Kalziumionenkonzentration in den Gefäßmuskelzellen aufgrund der Oxidation von Membranlipiden haben eine Störung der Autoregulation zur Folge. Die hirnversorgenden zerebralen Gefäße verengen sich.

Eine Erhöhung des vaskulären Widerstandes wird durch die erhöhte Konzentration von Kalium im Liquor hervorgerufen. Ursächlich ist die verminderte Aktivität der Kaliumkanäle durch die depolarisierten Hirnarterien infolge der SAB (29). Das Auftreten bestimmter Depolarisationswellen der „spreading depression" (SD) aufgrund des freien Blutes im Subarachnoidalraum wird als mögliche Ursache einer neurologischen Verschlechterung (DIND) kontrovers diskutiert (2, 30, 31). Im Verlauf der Er-

krankung kann es zu morphologisch entzündungsbedingten Veränderungen der Gefäßwand mit chronischer Engstellung kommen (6).
Die resultierende Minderversorgung verursacht eine zerebrale Ischämie des angrenzenden Gehirnparenchyms unterschiedlicher Stärke und Ausprägung. Dies kann zu symptomatisch neurologischen Defiziten (DIND) führen.

3.3.3.3. Therapie der zerebralen Zirkulationsstörung

Die Therapie einer zerebralen Zirkulationsstörung hat das Ziel, symptomatisch neurologische Defizite (DIND) zu verhindern oder zu mindern. Zerebrale Zirkulationsstörungen treten bei 60 bis 80 % der Patienten mit einer Subarachnoidalblutung auf. 20 bis 49 % der Patienten entwickeln eine DIND, die schwere Morbidität und hohe Mortalität zur Folge haben kann (23, 25, 32).
Die orale oder intravenöse Gabe von Kalziumantagonisten wie Nimodipin (Dihydropyridin-Typ) wird neben der intensivmedizinischen Behandlung erfolgreich angewandt, um der Kontraktion der Gefäßmuskelschicht entgegenzuwirken (33).
Eine weitere Therapiemöglichkeit zerebralen Zirkulationsstörungen zu begegnen ist die Triple-H-Therapie, die auch in Kombination mit der Nimodipingabe durchgeführt werden kann (34). Im Rahmen der intensivmedizinischen Behandlung wird mit Hilfe der Plasmaexpansion durch arterielle Hypertension, Hypervolämie und Hämodilution ein Anstieg des regionalen zerebralen Blutflusses und der Sauerstoffversorgung des Gewebes erreicht. Die Triple-H-Therapie wird an unterschiedlichen Kliniken in großer Variationsbreite durchgeführt (35). Die Effektivität dieser Behandlung geht zu Lasten beträchtlicher kardialer und pulmonaler Risiken und birgt die Gefahr eines Hirnödems (34).
Bleiben diese Therapien ohne Erfolg kann eine endovaskuläre Behandlung durchgeführt werden. Bei Auftreten schwerer therapieresistenter zerebraler Zirkulationsstörungen erhöht die intraarterielle Gabe von Nimodipin die zerebrale Durchblutung und reduziert den „Vasospasmus" besser als das Alkaloid Papaverin (33). Die Infusion, zum Beispiel in die Karotiden, ist eine effektive Therapieoption (36). Mit Hilfe der endovaskulären transluminalen Ballonangioplastie besteht die Möglichkeit, Verengungen größerer Gefäße der Hirnbasis zu weiten. Bei diesem auf die proximalen Abschnitte limitierten, invasiven Verfahren wird mit einem Angioplastieballon die glatte

Muskulatur der Gefäßwand gedehnt. Das Komplikationsrisiko liegt bei 5 % (37). Es besteht die Gefahr der Überdehnung, der Dissektion oder der Ruptur.

Eine Vielzahl weiterer medikamentöser Therapieansätze und Applikationswege wird in Studien getestet oder kommt teilweise bereits zum Einsatz, um die Effekte einer DIND einzudämmen. Ihr Einsatz wird jedoch teilweise konträr diskutiert und weist beträchtliche Nebenwirkungen auf (38).

Die vorgestellten Therapiemöglichkeiten zerebraler Zirkulationsstörungen sind verschieden invasiv und gehen mit einem unterschiedlich großen Behandlungsrisiko einher. Die Computertomographie macht eine dynamische Perfusionsanalyse des Gehirns (CTP) mit einer umfangreichen Überwachung der zerebralen Perfusion möglich (5). Zur Entscheidung für die Durchführung einer invasiven Therapieoption müssen diagnostische Richtwerte zur Abwägung der Schwere einer zerebralen Zirkulationsstörung und ihrer Folgen auf die langfristige gesundheitliche Erholung gefunden werden. Diese Schwellenwerte können Anhaltspunkte für eine invasive Therapieentscheidung geben und eine rechtfertigende Indikation liefern.

3.4. Diagnostik

3.4.1. Graduierung des primären klinischen Gesundheitszustands (WFNS)

Bei Einlieferung eines Patienten mit Verdacht auf eine Subarachnoidalblutung wird der primäre gesundheitliche Zustand als direkte Auswirkung der Blutung mit der reproduzierbaren Einteilung der World Federation of Neurologic Surgeons dokumentiert (39). Zur Einteilung des klinischen Schweregrades wird die Glasgow Coma Scale zur Evaluierung der Bewusstseinslage und das Auftreten eines fokal neurologischen Defizites verwendet (Tabelle 1).

WFNS-Grad	Glasgow Coma Scale	Fokales Defizit
Grad I	15	Nein (-)
Grad II	13-14	Nein (-)
Grad III	13-14	Ja (+)
Grad IV	7-12	Ja oder Nein (+/-)
Grad V	3-6	Ja oder Nein (+/-)

Tabelle 1: WFNS-Graduierung des klinischen Zustandes bei SAB (39)

Diese heutzutage akzeptierte Einteilung bietet die Möglichkeit, Patienten nach dem Ausmaß des Primärschadens aufgrund der initialen Blutung zu graduieren (25). Ein höherer Schweregrad nach WFNS ist ein Risikofaktor für einen Hydrozephalus und das Ausmaß des akut fokal neurologischen Defizit (AFND) (2). Nach Kassell ist der Grad der Bewusstseinstrübung bei Aufnahme ein zuverlässiger Marker für das gesundheitliche Outcome (8).

3.4.2. Blutungsnachweis und Fisher-Graduierung: Kranielle Computertomographie (CCT), Magnetresonanztomographie (MRT) und Lumbalpunktion

Zur Lokalisation und Beurteilung des Ausmaßes der Blutung ist die Computertomographie die erste diagnostische Maßnahme bei Verdacht auf eine SAB (6). Ischämische Infarkte, die Folge einer zerebralen Zirkulationsstörung sind, können mittels CT teilweise abgebildet werden (1). Der Einsatz der Computertomographie profitiert von der großen Verfügbarkeit.

Im Rahmen der Bildgebung hilft die modifizierte Fisher-Graduierung, das computertomographisch nachgewiesene Ausmaß des initialen Blutungsereignisses in verschiedene Schweregrade einzuteilen (Tabelle 2). Die Fisher-Grade geben Aufschluss über Ausdehnung, Menge und anatomische Verteilung der Blutung.

Fisher-Grad	Darstellung im CT
Grad 0	Kein Blut sichtbar
Grad I	Lokaler dünner Blutfilm
Grad II	Diffuse dünne SAB (< 1mm)
Grad III	Zisternale Tamponade (1 mm, lok. oder diff.)
Grad IV	Intraparenchymatöse oder –ventrikuläre Einblutung mit oder ohne SAB

Tabelle 2: modifizierte Fisher-Graduierung - Ausmaß der Blutung im CT (67)

Risikopatienten für das Auftreten einer zerebralen Zirkulationsstörung können mit Hilfe der Fisher-Graduierung identifiziert werden, da der „Vasospasmus" abhängig von der Blutmenge im Subarachnoidalraum auftritt (27). Untersuchungen haben eine Korrelation mit dem gesundheitlichen Outcome nach drei Monaten gezeigt. Der Fi-

sher-Grad hat aufgrund geringer Sensitivität und Spezifität einen beschränkten Aussagewert für das gesundheitliche Outcome (40).
Liegt das Blutungsereignis bereits fünf Tage zurück, ist das Blut im Subarachnoidalraum isodens und ein Nachweis mittels CT nur noch in etwa 60 % der Fälle möglich (8).
Die Magnetresonanztomografie (MRT) weist bei länger zurückliegenden Blutungsereignissen aufgrund des Hämosiderinnachweises eine höhere Sensitivität als das CT auf (6). MRT-Kontrollen bei Diagnose ischämischer Infarkte im CT können mit höherer Sensitivität Folgen einer zerebralen Zirkulationsstörung darstellen (1). Nachteile der MRT-Bildgebung sind die geringe Verfügbarkeit und die höheren Kosten im Vergleich zum CT.
Eine kostengünstigere Möglichkeit des Nachweises auch länger zurückliegender Blutungsereignisse ist die Lumbalpunktion. Hierbei erfolgt der Nachweis xanthochromen Liquors aufgrund der Lyse der Erythrozyten. Ferritin und Siderophagen können bis zu vier Wochen nach der initialen Blutung nachgewiesen werden (41).
Im Anschluss an den Blutungsnachweis kann mittels einer CT-Angiographie (CTA) oder MR-Angiographie (MRA), die auch ohne Kontrastmittel auskommt, die Suche nach der Blutungsquelle und die Diagnose zerebraler Aneurysmen erfolgen. Bei diesen minimal-invasiven Verfahren wird ein Kontrastmittel appliziert, um intrakranielle Gefäße und Gehirnparenchym darzustellen (42).
Im Verlauf der Erkrankung dokumentieren bildgebende Verfahren wie CT oder auch MRT lediglich den manifesten, irreversiblen Schaden. Eine Therapie zerebraler Zirkulationsstörung kann auf dieser Grundlage erst verzögert, meist bei bestehenden ischämischen Symptomen eingeleitet werden.

3.4.3. Digitale Subtraktionsangiographie (DSA)

Die digitale Subtraktionsangiographie (DSA) gilt als Goldstandard in der Darstellung zerebraler Gefäße (43). Lokalisation und Konfiguration des Aneurysmas und anderer Gefäßmissbildungen (Malformationen) können unter Einsatz eines intraarteriellen Angiographiekatheters mit einem Komplikationsrisiko von circa 0,5 % dargestellt werden (44). Dieses invasive Verfahren dient auch dem Ausschluss multipler Aneurysmen, die bei 1/3 der Patienten vorkommen (45). Die Darstellung von Gefäßdurchmessern bis 2 mm ist ebenso möglich wie die Messung der arteriovenösen Passagezeit (46).

Die digitale Subtraktionsangiographie stößt bei der Diagnostik zerebraler Zirkulationsstörungen an ihre Grenzen. Eine absolute Größenmessung des Gefäßdurchmessers als Maß der zerebralen Zirkulationsstörung ist im klinischen Alltag nicht möglich. Auch die arteriovenöse Passagezeit bietet keine adäquat messbare Größe, die eine zerebrale Zirkulationsstörung zuverlässig quantifizieren könnte (1). Aufgrund dieser Beobachtungen und zahlreicher Publikationen ist es mit Hilfe der DSA in der derzeitigen Durchführung nicht möglich, eine hinreichende Diagnose zerebraler Zirkulationsstörungen zu stellen, die zu einem verzögerten ischämischen neurologischen Defizit (DIND) führen können (47).

3.4.4. Transkranielle Dopplersonographie (TCD)

Die extra- (ECD) und transkranielle (TCD) Dopplersonographie ist eine non-invasive Methode zum Monitoring der Blutflussgeschwindigkeiten der extra- und intrakraniellen hirnversorgenden Gefäße (48). Es können Flussprofile erstellt und pathologische Strömungsgeschwindigkeiten und -richtungen identifiziert werden.

Die TCD ermöglicht nur indirekte Rückschlüsse auf die Perfusion der hirnversorgenden Gefäße und die zerebrale Zirkulationsstörung (6). „Der (…) Anstieg der Blutflussgeschwindigkeit in der transkraniellen Dopplersonographie ohne neurologische Verschlechterung [als Anzeichen eines sich entwickelnden DIND] erlaubt nicht die Diagnose eines symptomatischen Vasospasmus" (2).

Begrenzt wird die Durchführbarkeit dieser auf dem Dopplereffekt beruhenden Methode durch die Voraussetzung eines kraniellen Schallfensters. Bei 85 % der Patienten ist ein ausreichendes Knochenfenster vorhanden (49).

Ein weiterer Nachteil der transkraniellen Dopplersonographie ist die stark untersucherabhängige Aussagekraft. Diese Methode ist auf die großen basalen Hirngefäße beschränkt (1). Eine quantitative Aussage und Diagnostik einer zerebralen Zirkulationsstörung ist auf Grundlage der transkraniellen Dopplersonographie nicht möglich.

3.4.5. Mikrodialyse

Das invasive Verfahren der intrazerebralen Mikrodialyse dient dem neurochemischen Monitoring. Mit Hilfe einer intravasalen Mikrodialyse-Sonde können metabolische Veränderungen des Extrazellulärraumes nachgewiesen werden, die infolge einer Ischämie im Rahmen zerebraler Zirkulationsstörungen nachweisbar sind (1). Dieses Verfahren dient sozusagen als „Marker einer Ischämie" (2).

Die Mikrodialyse bietet eine umfassende Diagnostik. Sie weist im Vergleich zur transkraniellen Dopplersonographie (TCD) und zur digitalen Subtraktionsangiographie (DSA) eine höhere Sensitivität und Spezifität bei der Früherkennung des verzögerten ischämischen neurologischen Defizits (DIND) auf (50).

Nachteilig an der intrazerebralen Mikrodialyse ist der hohe Grad der Invasivität aufgrund des Katheterisierens. Der Einsatz der Mikrodialyse-Sonde ist lokal, auf einen oder wenige Messpunkte beschränkt (1).

3.4.6. CT-Perfusion

Mit Hilfe der CT-Perfusion (oder auch MR-Perfusion) können nach Injektion eines Kontrastmittelbolus klinisch relevante, global und regional auftretende zerebrale Zirkulationsstörungen erfasst werden (1). Dieses non-invasive, sehr einfach zu bedienende bildgebende Verfahren ermöglicht die direkte Untersuchung der zerebralen Perfusion auf Parenchymebene (32). Die CTP verwendet mathematische Algorithmen auf Grundlage der Indikatorverdünnungstheorie. Durch eine Software (STROKETOOL-CT, Version 2.0, H.-J. Wittsack, http://www.digitalimagesolutions.de) können Parameterbilder der mittleren Transitzeit (MTT), des „Zeitpunkt[s] des Maximums der sog. Restfunktion" (Tmax), des zerebralen Blutflusses (CBF) und des zerebralen Blutvolumens (CBV) generiert werden (1).

Zur Diagnose zerebraler Zirkulationsstörungen verfügen die Parameter MTT und CBF über die höchste diagnostische Genauigkeit (24). Die quantitative Messung der MTT und des CBF bei Patienten mit einer zerebralen Zirkulationsstörung stimmt mit dem klinischen Verlauf, dem „Vasospasmus-Schweregrad" und den hämodynamischen Beeinträchtigungen überein (23). Es besteht eine Parallelität zwischen dem zeitlichen Verlauf der MTT und den klinischen Symptomen bei 78 % der Patienten

(5). Eine gute Korrelation zwischen dem klinischen Ergebnis zum Zeitpunkt der Entlassung und der MTT in der Frühphase ist festzustellen.

Die CT-Perfusion ermöglicht die Vorhersage des Risikopotentials für das kurzfristige gesundheitliche Outcome. Frühe Veränderungen in der zerebralen Perfusion (Tag 0 bis 3 nach Subarachnoidalblutung) können mit Hilfe der CT-Perfusion detektiert werden. Es zeigt sich eine statistisch signifikante CBF-Reduktion und MTT-Verlängerung (51). Eine zerebrale Zirkulationsstörung kann früh identifiziert und präventive Maßnahmen ergriffen werden.

Im Vergleich zu anderen, bereits vorgestellten Verfahren eignet sich die CT-Perfusion zur umfangreichen und umfassenden Diagnostik zerebraler Zirkulationsstörungen. Vergleicht man die CT-Perfusion mit der digitalen Subtraktionsangiographie (DSA) fallen ähnliche Prüfmerkmale und Analysemethoden zur Bestimmung eines DCI bei Patienten nach aneurysmatischer Subarachnoidalblutung auf (52). Im Gegensatz zur digitalen Subtraktionsangiographie (DSA) oder zur transkraniellen Dopplersonographie (TCD) „liefert [die CT-Perfusion jedoch] Informationen, die unmittelbar durch pathologische Veränderungen der Mikrozirkulation beeinflusst werden" (1). Im Vergleich zum NCT und der CT-Angiographie weist die CT-Perfusion eine höhere Sensitivität und Spezifität sowie auch einen höheren positiven bzw. negativen prädiktiven Wert als Diagnosetool für eine verzögerte zerebrale Ischämie (DCI) auf (53). Sie kann für eine schnelle Entscheidungsfindung nützlich sein.

Mit Hilfe der CT-Perfusion sind Gruppenunterschiede von Patienten mit bzw. ohne DIND oder DCI feststellbar. Eine qualitative Analyse der Daten der CT-Perfusion in Vergleichsstudien ergibt signifikante Unterschiede der Hirndurchblutungsparameter von Patienten mit und ohne Symptome einer DCI (52). Es kann zwischen Patienten mit verzögerter zerebraler Ischämie und klinisch stabilen Patienten unterschieden werden (54).

Schlussfolgernd zeigt sich die CT-Perfusion als verlässliche, non-invasive Bildgebung zum Monitoring von SAB-Patienten (55). Sie kann bei der Therapieentscheidung für eine invasive Behandlungsmethode (Angiographie, endovaskuläre Therapie) von Risikopatienten helfen (56). Wichtig für die Entscheidung sind Schwellenwerte der zerebralen Perfusionsparameter. Erst wenn Schwellenwerte für eine langfristig schlechte gesundheitliche Rehabilitation der Patienten bekannt sind, können Risiko und Nutzen einer invasiven Behandlungsmethode gegeneinander abgewogen werden.

3.5. Ausschaltung des Aneurysmas

Eine Versorgung des Aneurysmas wird aufgrund des Nachblutungsrisikos innerhalb von 72 Stunden nach initialer SAB favorisiert (57). Während der ersten zwei Wochen liegt das Nachblutungsrisiko bei 12 % (8). Patienten ohne Bewusstseinseinschränkungen, bei denen die Versorgung des Aneurysmas zwischen dem 0. und 3. Tag oder zwischen dem 11. und 14. Tag erfolgt, haben die niedrigste Mortalitätsrate (8). Zur Ausschaltung der aneurysmatischen Gefäßaussackung stehen zwei Therapiemöglichkeiten zur Verfügung. Die Konfiguration, die Lage des Aneurysmas und die Schwere der Subarachnoidalblutung werden bei der Therapieentscheidung berücksichtigt (6). Beim endovaskulären Coiling werden ein oder mehrere Platinspiralen (Coils) mit Hilfe eines Angiographiekatheters unter Bildwandlerkontrolle im Aneurysmalumen platziert und elektrolytisch abgelöst (58). Dieses Verfahren kann unmittelbar an die diagnostische Panangiographie angeschlossen werden. Die Reperfusion des Aneurysmalumens zu verhindern ist das Ziel des endovaskulären Coilings. Ein rekanalisiertes Aneurysma oder eine inkomplette Ausschaltung tritt in 10-15 % der Eingriffe auf (6). Aus diesem Grund sollte nach 6 Monaten eine Kontrollangiographie durchgeführt werden. Eine andere Therapiemöglichkeit ist das mikrochirurgische Clipping. Hierbei wird über eine Kraniotomie die Gefäßaussackung mit einem passenden Titanclip verschlossen. Die Größe und Lage des Aneurysmas bestimmt den operativen Zugangsweg. Im Zuge der Operation kann das vorhandene intrazerebrale Hämatom entfernt und der Subarachnoidalraum gespült werden. Die Rate inkomplett verschlossener Aneurysmen liegt bei etwa 5 % (58).
Die Wahl der Versorgungsart hat keinen Einfluss auf die langfristige gesundheitliche Erholung. Obwohl die Gefahr einer Nachblutung bei einer endovaskulären Versorgung überwiegt, wird bei einer großen multizentrischen Studie aus dem Jahr 2005 eine absolute Risikoreduktion der Behandlung von etwa 7 % im Vergleich zum neurochirurgischen Clipping gezeigt (59). Eine zerebrale Zirkulationsstörung tritt unabhängig von der Versorgungstechnik auf (60). Ein Vergleich der beiden Techniken in Bezug auf das langfristige Outcome zeigt, dass endovaskulär versorgte Patienten eine bessere kurzfristige Erholung aufweisen. Dies relativiert sich jedoch im Verlauf der postakuten Phase mit einer gleichermaßen umfassenden Verbesserung in den beiden Patientengruppen (61).

Trotz der Möglichkeit dieser technisch hochmodernen Versorgungsmethoden einer aneurysmatischen Gefäßaussackung bleiben Behandlungsergebnisse unbefriedigend (32). Die Hauptursache eines schlechten gesundheitlichen Erholungspotentials sind die aus zerebralen Zirkulationsstörungen resultierenden, sekundär neurologischen Defizite (DIND) (5).

4. Material und Methode

4.1. Erfassung der zerebralen Perfusion

4.1.1. Grundlagen und Methodik der CT-Perfusions-Untersuchung

Das von Herrn PD Dr. Turowski und Kollegen entwickelte Analyseverfahren der CT-Perfusionsdaten ermöglicht eine Beurteilung des gesamten Kortex (5). Durch automatische Festlegung der Messareale ist eine behandlerunabhängige bzw. standardisierte Durchführung der CT-Perfusion gewährleistet. Auf diese Weise können Untersuchungsergebnisse auf standardisierte Normalwerte bezogen werden (5).

„Grundlage der Analyse waren mittels eines Mehrzeilen-Computertomographen (Volume Zoom, Siemens Erlangen/80,0 kV, 120 mAs, 1 Aufnahme pro Sekunde über 35 s) aufgenommene Datensätze, die in 2 Schichten mit einer Schichtdicke von 10 mm berechnet wurden. Es wurde ein Bolus von 30 ml Kontrastmittel (400 mg Jod/ml, 5ml/s, CT-Startverzögerung 3 s nach Injektionsbeginn) intravenös gegeben. Die Schichtkippung erfolgte in Höhe der Cella media der Seitenventrikel parallel zur sogenannten „Deutschen Horizontalen". […] Mit der Software STROKETOOL-CT (Version 2.0, H.-J. Wittsack, http://www.digitalimagesolutions.de) wurden nach Ermittlung der organbezogenen arteriellen „Inputfunktion" (AIF) jeweils Parameterbilder von MTT, CBF, CBV und T_{max} berechnet" (5). Der verwendete Algorithmus zur Ermittlung der Parameterbilder über die AIF hat die Singulärwert-Zerlegung (Singular-Value-Decomposition/SVD) zur Grundlage (62). Eine Strukturierung der Rohdaten und Reduktion auf prägnant überschaubare Ergebnisse wird standardisiert mittels automatischer Bildanalyse der CT-Perfusions-Parameterbilder (Angiotux CT 2D: ECCET 2006/Beck A., Aurich V.) durchgeführt (46).

4.1.2. Zeitlicher Ablauf der CT-Perfusions-Untersuchung

Bei den an der Universitätsklinik Düsseldorf durchgeführten CT-Perfusions-Untersuchungen der Patienten mit einer Subarachnoidalblutung wird folgendes Standardschema zu Grunde gelegt:

Tag der Untersuchung	Untersuchungsart
Tag 0	Subarachnoidalblutung
Tag 1 oder 2	CT-Perfusion
Tag 3 oder 4*	CT-Perfusion
Tag 5 bis 7*	Angiographie/-kontrolle
Tag 9 oder 10*	CT-Perfusion

Tabelle 3: Standardschema für CT-Perfusions-Untersuchungen bei Patienten nach Subarachnoidalblutung
(* Zeitraum mit erhöhtem Manifestationsrisiko zerebraler Zirkulationsstörungen)

Bei klinischem oder dopplersonographischem Verdacht einer sich manifestierenden neurologischen Symptomatik (DIND) aufgrund einer zerebralen Zirkulationsstörung oder nach endovaskulärer Spasmustherapie werden weitere CT-Perfusions-Untersuchungen durchgeführt. Die Anzahl ist theoretisch unbegrenzt.

4.1.3. Daten der CT-Perfusions-Untersuchungen (Zielkriterium)

Die CT-Perfusionsdaten liegen für den jeweiligen Studienteilnehmer abgespeichert in einer Excel-Tabelle vor. Sie umfassen für jede durchgeführte CT-Perfusions-Untersuchung die jeweiligen Hemisphären-Mittelwerte der Parameter:

- MTT [1/10 s]   = mittlere Transitzeit (mean transit time),
  = durchschnittliche Zeit zwischen arteriellem Zustrom und venösem Abstrom;
- T_{max} [1/10 s] = „Zeitpunkt des Maximums der sog. Restfunktion (d. h. auf die AIF bezogene „Time To Peak" (TTP))" (1);
- CBV [au]   = zerebrales Blutvolumen (cerebral blood volume),
  = Anteil des Blutvolumens pro Volumeneinheit Hirngewebe; normalerweise gemessen in [ml/100g];
- CBF [au]   = zerebraler Blutfluss (cerebral blood flow),
  = Blutvolumen, das sich pro Zeiteinheit durch ein definiertes Volumen Hirngewebe bewegt; gemessen in [ml/min/100g] (32).

Die Anzahl der Perfusionsuntersuchungen variieren je Studienteilnehmer (Median: 4). Jede CTP-Untersuchung liefert einen Satz seitengetrennter Perfusionsparameter. Aus den Perfusionsparametern pro Studienteilnehmer werden der Höchstwert der jeweiligen Hemisphäre und auch der errechnete höchste Mittelwert über beide Hemisphären als Maß der zerebralen Zirkulationsstörung ermittelt.

Der Höchstwert der Perfusionsparameter der jeweiligen Hemisphäre ist nach eigenen Beobachtungen ein aussagekräftigeres Maß der zerebralen Zirkulationsstörung. Seine Verwendung eignet sich besser als der über beide Hemisphären gemittelte Wert der Perfusion. Eine Mittelung über beide Hemisphären führt häufig zu einer Verringerung des jeweiligen Perfusionsparameters, obwohl oftmals eine starke zerebrale Zirkulationsstörung mit klinischer Symptomatik vorliegt. Im Folgenden wird daher der Höchstwert der Perfusionsparameter der jeweiligen Hemisphäre verwandt. In diesem Zusammenhang ist die MTT_{peak} die längste mittels CT-Perfusion gemessene MTT.

4.2. Erfassung des gesundheitlichen Erholungspotentials (Zielkriterium)

4.2.1. Modified Rankin Scale (mRS) und Fragebogen

Das langfristige gesundheitliche Outcome beziehungsweise das Erholungspotential der Studienteilnehmer wird anhand des modified Rankin Scales 0 bis 6 (mRS, Tabelle 4) etwa ein Jahr oder länger nach Subarachnoidalblutung erhoben (63).

Grad	Beschreibung	Abschnitte des Interviews
Grad 0	Keine Symptome: Patient hat sich erholt und ist symptomlos	
Grad 1	Keine signifikante Behinderung: leichte Symptome, im Alltag nicht eingeschränkt, fähig gewöhnliche Pflichten und Aktivitäten auszuführen	5. Symptome als Folge der Erkrankung (Symptomklärung)
Grad 2	Leichte Behinderung: im Alltag aufgrund leichter Symptome minimal eingeschränkt, kann nicht mehr alle Aktivitäten ausführen wie zuvor	4. Einschränkung alltäglicher Aktivitäten und Aufgaben

Grad 3	Mäßige Behinderung: benötigt einige Hilfe und Betreuung, ist fähig ohne Unterstützung zu laufen	3. Betreuung im alltäglichen Leben
Grad 4	Mittelgradig schwere Behinderung: kann nicht ohne Unterstützung laufen, ist nicht in der Lage sich um seine eigenen körperlichen Bedürfnisse zu kümmern	2. Betreuung bei körperlichen Bedürfnissen/beim Laufen
Grad 5	Schwere Behinderung: benötigt permanente Pflege und Betreuung, bettlägerig, inkontinent	1. intensive Betreuung und Pflege
Grad 6	Tod	

Tabelle 4: Einteilung des mRS nach van Swieten (63), ergänzt um Abschnitte des Interviews nach Wilson (76)

Der modified Rankin Scale ist ein verlässliches und beweiskräftiges Instrument zur Erhebung der gesundheitlichen Erholung von Auswirkungen eines Schlaganfalls (59). Auch zur Erhebung des gesundheitlichen Langzeit-Outcomes liefert der mRS valide Ergebnisse (64). Er ist erfolgreich bei der Befragung von Patienten nach Aneurysma-Versorgung im Rahmen der ISAT-Studie eingesetzt worden (65).

Zur Erhebung des spezifischen langfristigen Outcomes der Studienteilnehmer mit Hilfe des mRS ist ein Fragebogen (siehe Anhang) erstellt worden. Dieser Fragebogen ermöglicht eine Zuordnung der Patienten zu dem jeweiligen Grad des mRS. Er besteht aus fünf grundlegenden Fragen. Dies garantiert ein Minimum an Bearbeitungszeit für den Studienteilnehmer.

Die in Tabelle 4 veranschaulichten Abschnitte spiegeln die mit dem Fragebogen korrespondierenden Interviewblöcke wieder. Der Gesundheitszustand vor dem Krankheitsereignis und zum Zeitpunkt der Befragung (heutzutage) wird unterschieden. Auf diese Weise kann eine vielleicht schon vor der Subarachnoidalblutung bestehende gesundheitliche Beeinträchtigung den Grad des mRS nicht zusätzlich negativ beeinflussen. Der Fragebogen kann wahlweise den Patienten zugesandt oder telefonisch mit ihnen durchgesprochen werden.

4.2.3. Befragung der Studienteilnehmer

Zur Erlangung des Zugriffs auf Patienteninformationen und Arztbriefe wird ein Antrag beim Dezernat für Informations- und Kommunikationstechnologie des Uniklinikums Düsseldorf gestellt. Auf diese Weise können Daten und Adressen der Studienteilnehmer eingesehen werden.

Mit Hilfe der in den Excel-Tabellen der CT-Perfusions-Untersuchungen vorhandenen Namen und Geburtsdaten der Patienten ist es möglich, die einzelnen Patienten im Netzwerk des Uniklinikums Düsseldorf aufzurufen und Adressinformationen einzusehen. Sind aktuelle Arztbriefe der neurochirurgischen Ambulanz vorhanden, wird der Grad des mRS mit Hilfe der Verlaufsuntersuchungen bestimmt. Sind keine Informationen über die gesundheitliche Erholung der Studienteilnehmer zu finden, wird eine Befragung mittels des erstellten Fragebogens durchgeführt.

Nach anfänglichen postalen Probebefragungen zur Überprüfung der Resonanz der Studienteilnehmer, stellt sich die telefonische Befragung als probaterer Befragungsweg heraus. Eine telefonische Befragung steht Studienergebnissen zufolge einer Befragung von Angesicht zu Angesicht bezüglich klinischer Ergebnisse in nichts nach und liefert Befragungsergebnisse von hoher Reliabilität (66).

<u>Zur Durchführung der Befragung</u>:
Die Patienten werden vor Beginn der Befragung höflich auf Absicht und Grund der Befragung hingewiesen. Das Einverständnis der Studienteilnehmer über die anonymisierte Speicherung der Daten wird eingeholt. Erst nach Einwilligung seitens der Studienteilnehmer wird mit der Befragung begonnen. Die Teilnehmer müssen lediglich mit JA/NEIN antworten. Lässt es der Gesundheitszustand nicht zu, können enge Angehörige befragt werden.

Im Folgenden ist ein exemplarischer Gesprächsverlauf dargelegt:

Schönen guten Tag Herr/Frau ...,
mein Name ist Daniel Martens. Ich bin Doktorand in der Neuroradiologie des Universitätsklinikums Düsseldorf und untersuche im Rahmen einer wissenschaftlichen Arbeit, wie es Patienten nach einer Subarachnoidalblutung geht. Aus Ihrem Arztbrief entnehme ich, dass Sie aufgrund einer Subarachnoidalblutung von ... bis ... in der Neurochirurgischen Klinik Düs-

seldorf in Behandlung waren. Bei dieser Studie soll geklärt werden, ob die CT-Perfusion, die während Ihres Krankenhausaufenthaltes erhoben wurde, als Anhaltspunkt für Ihr Langzeitwohlbefinden eingesetzt werden kann. Die Teilnahme an dieser Untersuchung ist freiwillig. Sie können Ihr Einverständnis jederzeit ohne Angabe von Gründen und ohne Nachteile für Ihre weitere medizinische Versorgung zurückziehen. Ihre Daten werden anonymisiert gespeichert und ausgewertet.

Wären Sie damit einverstanden, wenn ich Ihnen 5 Fragen zu ihrem jetzigen Gesundheitszustand stelle, die maximal 5 Minuten Ihrer Zeit in Anspruch nehmen würden?

NEIN – Ich bedanke mich trotzdem für Ihre Zeit, wünsche Ihnen weiterhin eine gute Genesung und einen schönen Tag. Auf Wiederhören.

JA – Ich werde nun mit den 5 Fragen beginnen. (siehe Anhang „Fragebogen")

Ich bedanke mich für Ihre Zeit, wünsche Ihnen weiterhin eine gute Genesung und einen schönen Tag. Auf Wiederhören.

Ein sofortiger Abbruch der Befragung wird durchgeführt, wenn der Studienteilnehmer:
- mit der Befragung oder der anonymisierten Datenspeicherung nicht einverstanden ist;
- sein Einverständnis während der Befragung widerruft;
- nicht in der Lage ist die Befragung aufgrund psychischer, physischer oder kognitiver Einschränkungen durchzuführen.

4.3. Faktoren, Eigenschaften und Parameter der Studienteilnehmer

Nebenfaktoren (Vorerkrankungen), patientenspezifische Eigenschaften (Alter) und klinische Parameter (Fisher-Grad) werden im Netzwerk der Universitätsklinik Düsseldorf für jeden Studienteilnehmer in Erfahrung gebracht. Hierzu wird auf Arztbriefe, OP-Berichte und Befunde zurückgegriffen. Auf diese Weise können Einflüsse und Abhängigkeiten dieser Werte auf die Zielgrößen (CT-Perfusionsparameter, Outcome) untersucht und Patienten mit gleicher Ausgangssituation verglichen und analysiert werden.

4.3.1. Vorerkrankungen (Nebenfaktoren)

Etwaige Vorerkrankungen der Studienteilnehmer beeinflussen nachhaltig die langfristige gesundheitliche Rehabilitation. Die Kenntnis dieser schon vor der Subarachnoidalblutung vorhandenen Erkrankungen und Symptome beugt einer Fehlklassifikation der Studienteilnehmer in den modified Rankin Scale vor.
Dazu gehören zum Beispiel:
- Etwaige Suchterkrankungen,
- Diabetes mellitus,
- Migräne,
- Herzerkrankungen,
- Erkrankungen der luftleitenden Atemwege,
- Infektionserkrankungen,
- Lähmungen oder Paresen etc.

4.3.2. Prädisponierende Eigenschaften (Nebenfaktoren)

Die Kenntnis der patientenspezifischen, prädisponierenden Eigenschaften (Alter, Geschlecht) ist wichtig. Bei einer späteren statistischen Analyse und Auswertung der Daten können alters- und geschlechtsspezifische Unterschiede herausgefiltert oder fokussiert untersucht werden.

4.3.3. Klinische Parameter (Ausgangsparameter)

Eine Dokumentation des primären klinischen Gesundheitszustandes (WFNS-Grad) bei Aufnahme ist für vergleichende statistische Untersuchungen des Primärschadens der Studienteilnehmer essentiell (39). Zur Evaluierung der Bewusstseinslage greift die WFNS-Skala auf die Glasgow Coma Scale zurück (Tabelle 1, S. 16).
Das computertomographisch nachgewiesene Ausmaß des initialen Blutungsereignisses, graduiert in der modifizierten Fisher-Skala (Tabelle 2, S. 17), wird für die einzelnen Studienteilnehmer herausgesucht (67). Mit Hilfe dieser beiden klinischen Ausgangsparameter wird das Ausmaß der Subarachnoidalblutung näher charakterisiert.

Die Arztbriefe, OP-Berichte und Befunde der Studienteilnehmer werden nach der Diagnose eines symptomatischen (klinischen) „Vasospasmus" durchsucht. Diese Symptome sind in der Fachliteratur als verzögerte zerebrale Ischämie (DCI) oder als verzögertes ischämisches neurologisches Defizit (DIND) beschrieben. Die medikamentöse Therapieart (Nimodipingabe, Triple-H-Therapie oder beides) einer zerebralen Zirkulationsstörung wird dokumentiert; ebenso ob der Studienteilnehmer im Rahmen der Therapie eine endovaskuläre Behandlung benötigt oder an einem Hydrozephalus leidet.

Der Erhebungszeitraum des langfristigen Outcomes wird festgehalten. Das ist definitionsgemäß der Zeitraum zwischen Einlieferung des Patienten aufgrund einer Subarachnoidalblutung in das Universitätsklinikum Düsseldorf und der Bestimmung des mRS.

4.4. Statistische Auswertung

Die Datenanalyse und Auswertung erfolgt nach Einarbeitung mit der Software IBM® SPSS® Statistics (Version 19.0.0 für Windows 7, 2010). Im Rahmen der statischen Auswertung wird das Signifikanzniveau zweiseitig auf p ≤ 0,05 festgelegt. Wird das Signifikanzniveau knapp verfehlt (0,05 < p ≤ 0,06), spricht man von einer tendenziellen Signifikanz.

Auf eine Auswertung der Parameter CBF und CBV soll im Folgenden verzichtet werden, da es sich hierbei um nicht absolut quantifizierbare Parameter handelt (1). Sie sind in unkalibrierten Einheiten (arbitrary unit [au]) angegeben.

Die weitere Auswertung wird auf die absolut quantifizierbaren Perfusionsparameter MTT_{peak} und T_{max} beschränkt. Diesen Parametern kann im Vergleich zu den Fluss- und Volumenangaben ein größerer Wert beigemessen werden (5).

Zur Analyse und Auswertung der Datenmatrix von 312 (Studienteilnehmern) · 11 (Merkmalen) werden verschiedene statistische Testverfahren in SPSS verwandt. Im Folgenden werden diese zum besseren Verständnis kurz erläutert.

Der Chi^2-Test findet seine Anwendung bei der Testung von Hypothesen über Häufigkeiten. Er überprüft, inwiefern eine signifikante Unterscheidung zwischen den beobachteten und den erwarteten Häufigkeiten möglich ist (68). Es werden Zusammenhänge zwischen Merkmalen nachgewiesen und näher beschrieben.

Der Spearmansche Korrelationskoeffizient bei ordinalskalierten, nicht normalverteilten Merkmalen oder der Personsche Produkt-Moment-Korrelationskoeffizient bei intervallskalierten, normalverteilten Merkmalen gibt Aufschluss über die Stärke bzw. Schwäche eines Zusammenhangs. Die Korrelation hilft bei der Deutung von Art und Richtung der Merkmalsbeziehung. Sie ist ein Maß für die lineare Beziehung zweier Merkmale (69). Der Korrelationskoeffizient r kann hierbei Werte zwischen -1 und +1 annehmen.

Die Regressionsanalyse beschreibt den Zusammenhang der „Zielgröße" (langfristiges Outcome) und der restlichen Merkmale mit einer Formel (70). Mit der gebildeten Formel könnten Werte des mRS geschätzt beziehungsweise prognostiziert werden.

Die Varianzanalyse wird bei der Untersuchung von Wirkungsbeziehungen verwandt und veranschaulicht die verschiedene Beeinflussung mehrerer Merkmale untereinander. Sie erbringt mit der Möglichkeit der multiplen Vergleiche von Gruppenpaaren (zum Beispiel der modified Rankin Scale 0 und 6) den statistischen Beweis, inwiefern sich verschiedene Populationsmittelwerte (zum Beispiel MTT_{peak}) signifikant unterscheiden. Werden zwei Merkmale mit verschiedenen Stichproben hinsichtlich der Mittelwerte oder Mittelwertunterschiede vor und nach einer endovaskulären Intervention untersucht, wird der T-Test verwendet.

Die oben dargestellten statistischen Verfahren setzen eine Normalverteilung der quantitativen Merkmale (Skala) voraus (69). Eine Normalverteilung trifft nach dem Kolmogorov-Smirnov-Anpassungstest auf die Merkmale MTT_{peak} [1/10 s] und Alter [Jahre] des Patientenkollektivs zu.

Der Perfusionsparameter T_{max} [1/10 s] hingegen ist nicht normalverteilt. Zur statistischen Analyse des Perfusionsparameters T_{max} werden der parameterfreie Mann-Whitney-U-Test für zwei Stichproben und der Kruskal-Wallis-Test für mehrere unabhängige Stichproben verwandt. Für die Analyse des Perfusionsparameters T_{max} vor und nach einer endovaskulären Intervention wird der Wilcoxon-Test für zwei abhängige Stichproben genutzt.

4.5. Allgemeine Daten des Patientenkollektivs

Ein positives Votum der Ethikkommission der Universitätsklinik Düsseldorf wurde zur Befragung der Studienteilnehmer und anonymisierten Auswertung der Daten erteilt.

Die CT-Perfusionsdaten von 319 Patienten stehen zur retrospektiven Analyse zur Verfügung. Die Patienten wurden in der Zeit von Januar 2006 bis Oktober 2009 in der Uniklinik Düsseldorf aufgrund einer Subarachnoidalblutung behandelt.

Ein- und Ausschlusskriterien (Patientenkollektiv)

Eingeschlossen werden 312 Patienten mit einer spontanen Subarachnoidalblutung. Ausschlusskriterien:
- Patienten mit unvollständigen Datensätzen der CT-Perfusionsparameter MTT, T_{max}, CBV und CBF;
- Patienten mit traumatischer SAB;
- Patienten bzw. Angehörige, die ihr Einverständnis in die Befragung oder anonymisierte Datenspeicherung verweigern;
- Patienten, bei denen die Kontaktdaten oder der Verbleib nicht zu ermitteln und eine Einteilung in den mRS mit den vorhandenen Arztbriefen und Verlaufskontrollen unmöglich ist.

Die Befragung des Patientenkollektivs mit dem erstellten Fragebogen hat sich über drei Monate hingezogen. Es werden 189 der 312 Studienteilnehmer (60,5 %) telefonisch oder postal kontaktiert, um sie bezüglich ihres langfristigen Gesundheitszustandes in den modified Rankin Scale einzuteilen. Bei 123 der 312 Studienteilnehmern (39,5 %) ist eine Einteilung in den mRS mittels der Arztbriefe der neurochirurgischen Ambulanz oder anderen Verlaufskontrollen möglich.

Es erfolgt die statistische Analyse des langfristigen Outcomes, gemessen im modified Rankin Scale, und der unmittelbar nach der SAB während des Klinikaufenthaltes erhobenen klinischen Parameter, insbesondere der zerebralen Perfusionsparameter MTT_{peak} und T_{max}. In einer Untergruppe werden die Studienteilnehmer betrachtet, die einer endovaskulären Intervention aufgrund von therapierefraktären zerebralen Zirkulationsstörungen bedürfen.

4.5.1. Hauptgruppe: gesamtes Patientenkollektiv

Die an der retrospektiven Analyse teilnehmenden 312 Patienten wurden in der Zeit von Januar 2006 bis Oktober 2009 aufgrund einer Subarachnoidalblutung behandelt.

Aufgrund vereinzelt auswärtig angefertigter CT- und/oder MRT-Aufnahmen und fehlender Angaben können retrospektiv nicht alle Fisher- bzw. WFNS-Grade ermittelt werden. Im Mittel erfolgt die Befragung nach dem langfristigen Outcome (mRS) 23,06 Monate (Spannweite ≈ 9 - 37 Monate) nach stattgefundener Subarachnoidalblutung (Tabelle 5).

Eigenschaften	Mittelwert	Median	Standardabweichung (σ)	Anzahl N
Alter [Jahre]	54,03	53,00	± 12,61	312
Geschlechterverteilung (m:w = 120:192)	1,38			312
Fisher-Grad	3,00	3,00	± 1,21	299
WFNS-Grad	2,64	2,00	± 1,61	231
modified Rankin Scale	2,47	2,00	± 1,82	312
Erhebungszeitraum [Monate]	23,06	21,00	± 14,33	312
MTT$_{peak}$ [1/10 s]	40,65	40,35	± 7,20	312
T$_{max}$ [1/10 s]	21,30	18,70	± 9,17	312

Tabelle 5: Eigenschaften des untersuchten Patientenkollektivs

4.5.2. Untergruppe: Patienten mit endovaskulärer Spasmolyse

Diese Untergruppe umfasst 51 Patienten mit 70 Behandlungssitzungen, die im Laufe ihres Klinikaufenthaltes aufgrund von therapierefraktären zerebralen Zirkulationsstörungen nach SAB endovaskulär behandelt werden mussten (Tabelle 6).
Die Indikationsstellung der endovaskulären Behandlung entscheidet sich nach klinischer Symptomatik, TCD- und DSA-Befund, wobei „2 Boli à 0,8 mg Nimodipin im Abstand von 5 Minuten jeweils langsam über 1 Minute (Lösung in 10 ml NaCl) in die ACI der betroffenen Seite injiziert" werden (1). Es werden die Änderungen der CT-Perfusionsparameter MTT$_{peak}$ und T$_{max}$ vor und nach endovaskulärer Behandlung betrachtet. Die Zahl der endovaskulären Interventionen je Studienteilnehmer variiert zwischen eins und vier (Mittelwert: 1,43/Studienteilnehmer).

Eigenschaften	Mittelwert	Median	Standardabweichung (σ)	Anzahl N
Alter [Jahre]	51,14	49,00	±11,61	51
Geschlecht (m:w = 25:26)	1,51			51
Fisher-Grad	3,20	3,00	±1,39	51
WFNS-Grad	4,24	4,00	±3,13	51
modified Rankin Scale	2,71	3,00	±1,77	51
Erhebungszeitraum [Monate]	24,83	22,00	±15,76	51

Tabelle 6: Eigenschaften der Untergruppe: Vergleich der MTT und T_{max} vor und nach endovaskulärer Spasmolyse

5. Ergebnisse

5.1. Das langfristige Outcome (mRS) des Patientenkollektivs

Das langfristige Outcome der 312 befragten Studienteilnehmer, gemessen im modified Rankin Scale (mRS), ist Grundlage der folgenden statistischen Auswertung.

mRS	0	1	2	3	4	5	6	Σ
Patientenzahl	47	54	78	55	27	17	34	312
Prozent	15,1	17,3	25,0	17,6	8,7	5,4	10,9	100,0

Tabelle 7: deskriptive Statistik – Häufigkeiten des langfristigen Outcomes (mRS) der 312 Studienteilnehmer (Rohdaten)

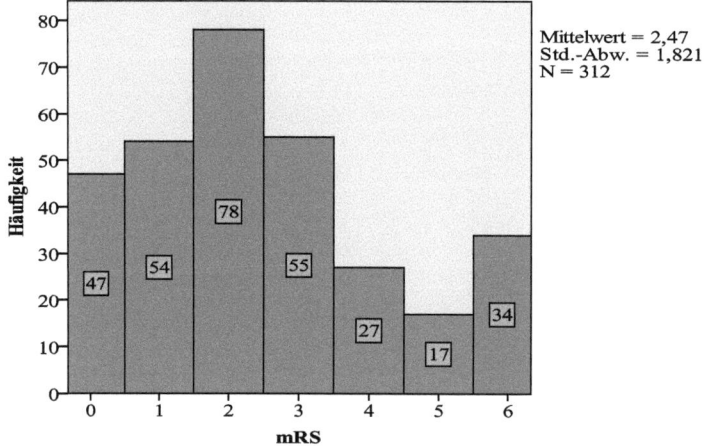

Abbildung 2: Häufigkeitsverteilung des langfristigen Outcomes (mRS)

5.2. Abhängigkeiten und Zusammenhänge zwischen beeinflussenden Faktoren und dem Outcome (mRS)

5.2.1. Geschlecht und Outcome (mRS)

Die langfristige gesundheitliche Erholung ist statistisch unabhängig vom Geschlecht. Von den 312 Studienteilnehmern bei dieser Untersuchung sind 192 (61,5 %) weiblich und 120 (38,5 %) männlich. Die statistische Analyse mittels des Chi-Quadrat-Tests nach Pearson (X^2-Test) ergibt keine signifikant unterschiedliche Häufigkeitsverteilung des langfristigen Outcomes (mRS) für das Merkmal Geschlecht (p = 0,614 mit X^2 = 4,46). Auch die Rangkorrelation nach Spearman zeigt keinen signifikanten Zusammenhang (p > 0,05).

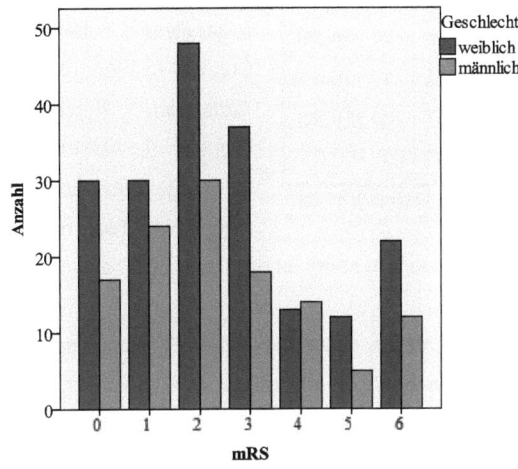

Das Balkendiagramm veranschaulicht die Häufigkeitsverteilung (Abbildung 3). Das Verhältnis zwischen männlichen und weiblichen Patienten in dem modified Rankin Scale 0 bis 6 ist konstant und gleichmäßig. Eine statistisch nicht signifikante Ausnahme bildet der mRS 4, in dem die Anzahl der männlichen Patienten überwiegt.

Abbildung 3: Häufigkeitsverteilung des Geschlechts nach dem langfristigen Outcome (mRS)

5.2.2. Alter und Outcome (mRS)

Mit steigendem Alter erhöht sich die Wahrscheinlichkeit eines schlechteren langfristigen Outcomes. Die Analyse mit dem Rangkorrelationskoeffizient nach Spearman für die beiden Merkmale Alter und Outcome zeigt eine gering bestehende Korrelation (r = 0,271), die hoch signifikant ist (p ≤ 0,001).

Auffallend beim Blick auf die deskriptive Statistik (Tabelle 8) sind die Ähnlichkeiten der Altersmediane von mRS 0/2, von 1/3/4 und von mRS 5/6. Der statistische Beweis dieser Beobachtung mit dem Rangfolgetest nach Duncan ist aufgrund der Varianzungleichheit (Levene-Test; p = 0,025) nicht zulässig.

Eine Varianzanalyse soll signifikante Unterschiede der Altersmittelwerte in den modified Rankin Scale 0 bis 6 aufzeigen. Eine Unterscheidung zwischen den Populationsmittelwerten ist statistisch hoch signifikant (Gesamtsignifikanz; p ≤ 0,001). Es liegen signifikante Unterschiede des Alters der Patienten zwischen den Graden des

mRS	Mittelwert	Median	σ	Anzahl N
Grad 0	50,62	49,00	11,90	47 (15,1%)
Grad 1	54,13	54,50	10,62	54 (17,3%)
Grad 2	48,32	47,00	9,69	78 (25,0%)
Grad 3	55,65	56,00	11,59	55 (17,6%)
Grad 4	55,67	54,00	14,50	27 (8,7%)
Grad 5	63,53	67,00	16,25	17 (5,4%)
Grad 6	62,97	67,50	12,57	34 (10,9%)
Insgesamt	54,03	53,00	12,60	312(100,0%)

Tabelle 8: Statistik des Merkmals Alter [Jahren] in den Gruppen des mRS 0-6

mRS vor. Aufgrund der vorliegenden Varianzungleichheit (Levene-Test; p = 0,025) werden die Mehrfachvergleiche der Varianzanalyse mittels des Dunnett-T3 für ungleiche Varianzen durchgeführt (Tabelle 9, Abbildung 4). Im Gegensatz zum Games-Howell-Test, der auch bei ungleichen Varianzen angewendet werden kann, ist der Dunnett-T3 ein stärkerer, paarweiser Vergleichstest (71).

Ein höheres Alter ist mit einer schlechteren gesundheitlichen Erholung assoziiert. Studienteilnehmer mit modified Rankin Scale 6 und einem Altersdurchschnitt von 62,97 ± 12,57 [Jahren] unterscheiden sich signifikant von Grad 0 mit 50,62 ± 11,90 [Jahren], Grad 1 mit 54,13 ± 10,62 [Jahren] und Grad 2 mit 48,32 ± 10,61 [Jahren] (Tabelle 9). 10,9 % der Studienteilnehmer, die infolge der Subarachnoidalblutung versterben, weisen ein statistisch signifikant höheres Alter auf als 57,4 % der Studienteilnehmer, die keinerlei (mRS 0), leichte Symptome (mRS 1) oder eine leichte Behinderung (mRS 2) davontragen. Patienten mit mRS 5 und 63,53 ± 16,25 [Jahren] erreichen einen signifikant (p = 0,028) höheren Altersdurchschnitt als Studienteilnehmer mit mRS 2 und 48,32 ± 9,69 [Jahren]. 56 % der Patienten zwischen 20 und 29 Jahren erholen sich gut von den Folgen einer Subarachnoidalblutung, wohingegen 19 % der 70- bis 87-jährigen Patienten eine gute langfristige Rehabilitation angeben (mRS Grad 0 bis 2).

Das geringste Alter weisen die 25 % der 312 Patienten mit mRS 2 auf, die angeben eine leichte Behinderung davongetragen zu haben (Abbildung 4). Deren Altersdurchschnitt ist signifikant von mRS 1 und 3 mit ≥ 54,13 ± 10,62 [1/10 s] abzugrenzen. Weitere Vergleiche des mRS in Bezug auf das Alter der Studienteilnehmer liegen außerhalb des Signifikanzniveaus (p > 0,05).

Schlussfolgernd steigt mit höherem Alter auch die Wahrscheinlichkeit eines schlechteren Outcomes statistisch an.

(I) mRS	(J) mRS	Mittlere Differenz (I-J)	Standardfehler	Signifikanz	95%-Konfidenzintervall Untergrenze	95%-Konfidenzintervall Obergrenze
Grad 0	Grad 1	-3,513	2,259	,924	-10,54	3,51
	Grad 2	2,297	2,053	,998	-4,11	8,71
	Grad 3	-5,038	2,336	,494	-12,30	2,22
	Grad 4	-5,050	3,287	,924	-15,55	5,45
	Grad 5	-12,912	4,305	,114	-27,44	1,61
	Grad 6	**-12,354***	**2,767**	**,001**	**-21,04**	**-3,67**
Grad 1	Grad 0	3,513	2,259	,924	-3,51	10,54
	Grad 2	**5,809***	**1,814**	**,037**	**,19**	**11,43**
	Grad 3	-1,525	2,129	1,000	-8,13	5,08
	Grad 4	-1,537	3,143	1,000	-11,65	8,58
	Grad 5	-9,400	4,197	,463	-23,71	4,91
	Grad 6	**-8,841***	**2,595**	**,024**	**-17,02**	**-,66**
Grad 2	Grad 0	-2,297	2,053	,998	-8,71	4,11
	Grad 1	**-5,809***	**1,814**	**,037**	**-11,43**	**-,19**
	Grad 3	**-7,334***	**1,910**	**,004**	**-13,26**	**-1,41**
	Grad 4	-7,346	2,999	,309	-17,10	2,40
	Grad 5	**-15,209***	**4,090**	**,028**	**-29,32**	**-1,10**
	Grad 6	**-14,650***	**2,418**	**,000**	**-22,34**	**-6,96**
Grad 3	Grad 0	5,038	2,336	,494	-2,22	12,30
	Grad 1	1,525	2,129	1,000	-5,08	8,13
	Grad 2	**7,334***	**1,910**	**,004**	**1,41**	**13,26**
	Grad 4	-,012	3,199	1,000	-10,27	10,25
	Grad 5	-7,875	4,239	,731	-22,26	6,51
	Grad 6	-7,316	2,662	,145	-15,69	1,06
Grad 4	Grad 0	5,050	3,287	,924	-5,45	15,55
	Grad 1	1,537	3,143	1,000	-8,58	11,65
	Grad 2	7,346	2,999	,309	-2,40	17,10
	Grad 3	,012	3,199	1,000	-10,25	10,27
	Grad 5	-7,863	4,828	,877	-23,67	7,95
	Grad 6	-7,304	3,526	,569	-18,50	3,89
Grad 5	Grad 0	12,912	4,305	,114	-1,61	27,44
	Grad 1	9,400	4,197	,463	-4,91	23,71
	Grad 2	**15,209***	**4,090**	**,028**	**1,10**	**29,32**
	Grad 3	7,875	4,239	,731	-6,51	22,26
	Grad 4	7,863	4,828	,877	-7,95	23,67
	Grad 6	,559	4,491	1,000	-14,38	15,50
Grad 6	**Grad 0**	**12,354***	**2,767**	**,001**	**3,67**	**21,04**
	Grad 1	**8,841***	**2,595**	**,024**	**,66**	**17,02**
	Grad 2	**14,650***	**2,418**	**,000**	**6,96**	**22,34**
	Grad 3	7,316	2,662	,145	-1,06	15,69
	Grad 4	7,304	3,526	,569	-3,89	18,50
	Grad 5	-,559	4,491	1,000	-15,50	14,38

Tabelle 9: multiple Vergleiche der Altersmittelwerte [Jahren] in den Gruppen des mRS 0-6 nach Dunnett-T3 (I = Ausgangsgruppe; J = Vergleichsgruppe; */Fettdruck = p ≤ 0,05)

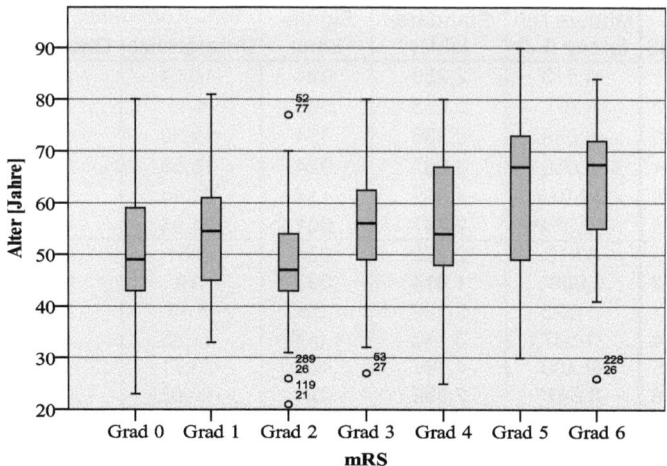

Abbildung 4: Boxplots des Alters [Jahren] in Bezug auf das Outcome (mRS)

5.2.3. Fisher-Grad und Outcome (mRS)

Der Fisher-Grad ist als Prädiktor für die langfristige gesundheitliche Erholung einsetzbar. Das initiale Ausmaß der Blutung im CT (Fisher-Grad) beeinflusst das langfristige Outcome (vgl. Kapitel 5.5. Gruppierung nach dem Fisher-Grad: MTT_{peak} und Outcome). Bei dieser Untersuchung werden 299/312 Studienteilnehmern betrachtet. Bei 13 Patienten (4,2 %) ist eine Graduierung in den Fisher-Grad retrospektiv nicht mehr möglich, da eine initiale Bildgebung erst mehrere Tage nach der SAB erfolgt ist. Die beiden Merkmale sind statistisch voneinander abhängig. Die Analyse mittels des Chi-Quadrat-Tests nach Pearson (X2-Test) ergibt eine hoch signifikant unterschiedliche Häufigkeitsverteilung des langfristigen Outcomes (mRS) für das Merkmal Fisher-Grad (p ≤ 0,001 mit X2 = 70,49). Eine Korrelationsanalyse nach Spearman zeigt eine hoch signifikante (p ≤ 0,001) Korrelation mit einem Korrelationskoeffizienten von r = 0,447. Schlussfolgernd steigt mit der Erhöhung des Ausmaßes der Blutung im CT die Wahrscheinlichkeit einer schlechteren gesundheitlichen Erholung.

Das Balkendiagramm (Abbildung 5) veranschaulicht die Häufigkeitsverteilung der Fisher-Grade in den einzelnen mRS. Je höher der modified Rankin Scale, desto häufiger wird auch ein hoher Fisher-Grad erreicht. Der modified Rankin Scale 3 bis 6 ist fast ausschließlich mit einem hohen Fisher-Grad III und IV assoziiert. Mit der Erhö-

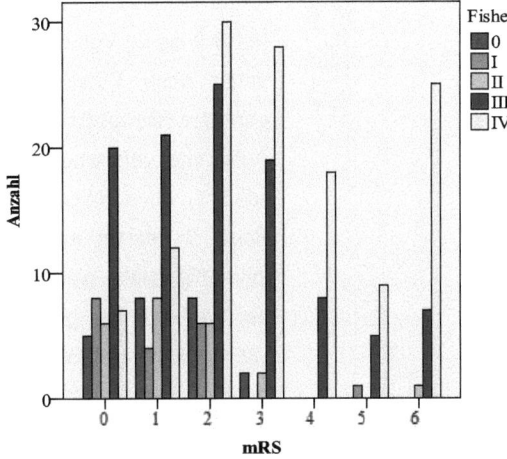

hung des Ausmaßes der Blutung im CT steigt die Wahrscheinlichkeit einer schlechteren gesundheitlichen Erholung. Der Fisher-Grad ist demnach ein Prädiktor für das Langzeitoutcome.

Abbildung 5: Häufigkeitsverteilung des Fisher-Grades nach dem langfristigen Outcome (mRS)

5.2.4. WFNS-Grad und Outcome (mRS)

Der WFNS-Grad ist ein Prädiktor für die langfristige gesundheitliche Rehabilitation der Patienten. Er spiegelt den gesundheitlichen Primärschaden wieder, da eine zerebrale Zirkulationsstörung so früh noch nicht aktiv ist (72). Bei dieser Untersuchung werden 231 der 312 Studienteilnehmer (74,0 %) betrachtet. Bei 81 Studienteilnehmern (26 %) ist der initiale WFNS-Grad retrospektiv aufgrund auswärtig angefertigter CT- oder MRT-Aufnahmen und fehlender Angaben nicht eindeutig zu ermitteln.

Die beiden Merkmale sind statistisch voneinander abhängig. Die Analyse mit dem Chi-Quadrat-Test nach Pearson ergibt in Bezug auf die Häufigkeitsverteilung ein hoch signifikantes Ergebnis ($p \leq 0{,}001$ mit $X^2 = 80{,}67$). Es besteht laut dem Korrelationskoeffizient nach Spearman ($r = 0{,}474$) ein hoch signifikant zu verallgemeinernder Zusammenhang ($p \leq 0{,}001$) zwischen dem initialen Primärschaden (WFNS) und der langfristigen gesundheitlichen Erholung.

Das Balkendiagramm (Abbildung 6) veranschaulicht diesen Zusammenhang. Ein langfristig gutes Outcome (mRS 0 oder 1) mit teilweise leichten Symptomen ohne alltägliche Einschränkungen ist besonders häufig mit WFNS-Grad I und II assoziiert. 75 % der Studienteilnehmer, die bei Aufnahme wach und orientiert sind (WFNS-Grad

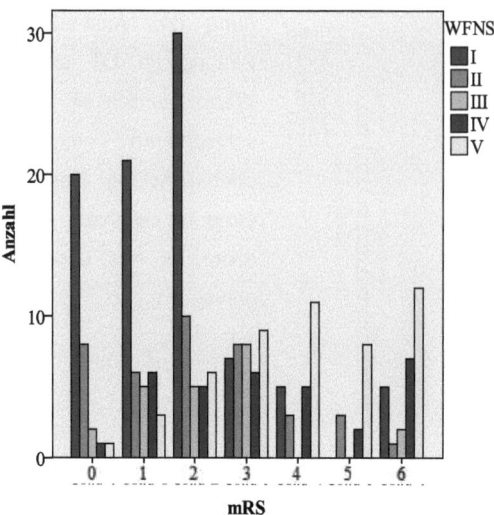

Abbildung 6: Häufigkeitsverteilung des WFNS-Grades nach dem langfristigen Outcome (mRS) für die langfristige gesundheitliche Rehabilitation.

I und II), erholen sich gut (mRS 0 bis 2). Von den Patienten ohne Einschränkungen des Bewusstseins bei Aufnahme versterben lediglich 5 %. Im modified Rankin Scale 3 besteht eine zahlenmäßig relativ gleichmäßige Häufung der gesamten WFNS-Grade I bis V. Beginnend mit modified Rankin Scale 4 bis 6 überwiegen die höheren WFNS-Grade IV und V. Der WFNS-Grad ist folglich ein weiterer Prädiktor

5.2.5. Symptomatischer „Vasospasmus" (DIND) und Outcome (mRS)

Patienten mit einem symptomatischen (klinischer) „Vasospasmus" (DIND) erreichen im Verlauf eine längere MTT_{peak} und ein langfristig schlechteres Outcome.
Bei 142 Studienteilnehmern (45,5 %) sind klinische Symptome aufgrund zerebraler Zirkulationsstörungen aufgetreten. Bei 124 Studienteilnehmern (39,7 %) sind keine Symptome eines verzögerten ischämischen neurologischen Defizits (DIND) feststellbar. In den Arztbriefen und Berichten von 46 Patienten (14,8 %) wird ein symptomatischer „Vasospasmus" weder explizit ausgeschlossen noch diagnostiziert. Die beiden Merkmale sind statistisch voneinander abhängig. Die zerebrale Perfusion (Tabelle 10) der beiden oben beschriebenen Populationen wird mit Hilfe des

„Vasospasmus"	Mittelwert	Median	σ	Anzahl N
ja	42,26	41,69	6,87	142 (53,4%)
nein	38,78	39,11	7,03	124 (46,6%)
Insgesamt	40,64	40,32	7,15	266 (100%)

Tabelle 10: Statistik des Perfusionsparameters MTT_{peak} [1/10 s] für die beiden Diagnosegruppen eines symptomatischen (klinischen) „Vasospasmus"

T-Tests verglichen. Die Studienteilnehmer mit Ausschluss einer DIND erreichen eine statistisch hoch signifikant kürzere MTT_{peak} (p ≤ 0,001). Die Korrelation des dichotomen Merkmals symptomatischer „Vasospasmus" und dem langfristigen Outcome ist nach der Rangkorrelationsanalyse nach Krueger-Spearman (r = 0,302) hoch signifikant (p ≤ 0,001). Der Chi-Quadrat-Test nach Pearson zeigt eine hoch signifikant unterschiedliche Häufigkeitsverteilung (p ≤ 0,001 mit X2 = 35,16).

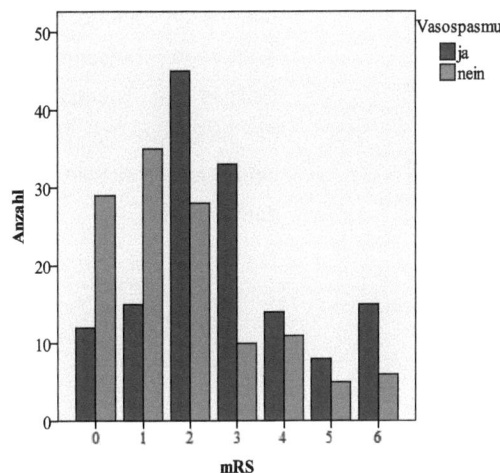

Abbildung 7: Häufigkeitsverteilung der Diagnose eines symptomatischen (klinischen) „Vasospasmus" (dichotom) nach dem langfristigen Outcome (mRS)

Das Balkendiagramm (Abbildung 7) zeigt, dass bei einem guten langfristigen Outcome (mRS 0 und 1) die Studienteilnehmer im Vorfeld statistisch signifikant weniger an Symptomen eines DIND leiden. Mit mRS 2 bis 6 häuft sich die Diagnosestellung eines symptomatischen „Vasospasmus" (DIND).

5.2.6. Therapieart und Outcome (mRS)

Die drei hier untersuchten Therapiearten sind keine beeinflussenden Faktoren für die langfristige gesundheitliche Erholung. Für diese Untersuchung können die Daten von 186 Studienteilnehmern ausgewertet werden. Bei 114 Patienten (61,3 %) kommt medikamentös Nimodipin oral/i.v. zum Einsatz. Die Triple-H-Therapie wird bei 27 Patienten (14,5 %) verwandt. Eine Kombinationsbehandlung aus Triple-H-Therapie und Nimodipingabe (oral/i.v.) wird bei 45 Patienten (24,2 %) eingesetzt.

Das langfristige Outcome der Patienten ist statistisch unabhängig von der medikamentösen Therapieart. Die Analyse mit dem Chi-Quadrat-Test nach Pearson zeigt eine statistisch nicht signifikante Häufigkeitsverteilung (p > 0,05 mit X2 = 19,34). Im Balkendiagramm (Abbildung 8) ist die Verteilung der Therapieart gleichmäßig über

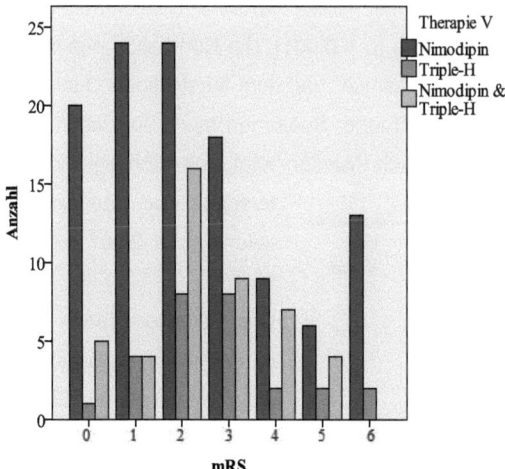

dem modified Rankin Scale 0 bis 6. Die drei hier unterschiedenen Therapiearten zerebraler Zirkulationsstörungen in der Frühphase haben keinen Einfluss auf das langfristige Outcome. Der Einfluss der Therapieart in der Frühphase der Behandlung relativiert sich im Verlauf der Genesung.

Abbildung 8: Häufigkeitsverteilung der Therapieart nach dem langfristigen Outcome (mRS)

5.2.7. Hydrozephalus und Outcome (mRS)

Es besteht eine Assoziation zwischen der klinischen Manifestation eines Hydrozephalus und dem langfristigen gesundheitlichen Erholungspotential. Bei den untersuchten 312 Studienteilnehmern wird bei 108 (34,6 %) ein Hydrozephalus diagnostiziert. Bei 204 Studienteilnehmern (75,4 %) kann ein Hydrozephalus ausgeschlossen werden. Die statistische Analyse mit dem Chi-Quadrat-Test nach Pearson ergibt eine hoch signifikante Unterscheidung der Häufigkeitsverteilung (X^2 = 26,58 mit p ≤ 0,001) des dichotomen Merkmals Hydrozephalus in den einzelnen Gruppen des mRS.

Das Balkendiagramm (Abbildung 9) zeigt den statistischen Zusammenhang. Bei modified Rankin Scale 0 bis 2 kann ein Hydrozephalus statistisch häufiger ausgeschlossen werden. Bei modified Rankin Scale 3 bis 6 ist das Verhältnis der Diagnosestellung eines Hydrozephalus und des Ausschlusses nahezu gleich verteilt.

Es handelt sich hierbei jedoch nicht um einen kausalen Zusammenhang. Der Hydrozephalus wird bei klinischer Manifestation während des stationären Aufenthaltes behandelt und kann deshalb nicht die langfristige gesundheitliche Erholung beeinflussen.

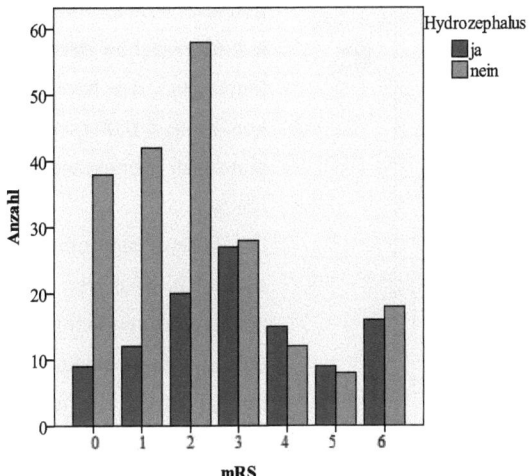

Abbildung 9: Häufigkeitsverteilung der Diagnose eines Hydrozephalus (dichotom) nach dem langfristigen Outcome (mRS)

5.3. Diagnostische und therapeutische Größen: Abhängigkeiten und Zusammenhänge der klinischen Merkmale

5.3.1. Fisher-Grad und symptomatischer (klinischer) „Vasospasmus" (DIND)

Bei dieser Untersuchung werden 258 Studienteilnehmer (82,7 %) analysiert. Aufgrund unvollständiger Angaben über den Fisher-Grad oder über klinische Symptome eines DIND können 54 (17,3 %) der 312 Studienteilnehmer nicht betrachtet werden. Bei 140 (54,2 %) der 258 betrachteten Patienten werden in den Arztbriefen Symptome einer zerebralen Zirkulationsstörung diagnostiziert. Bei 118 (45,8 %) Patienten sind keine Symptome eines verzögerten ischämischen neurologischen Defizits (DIND) zu beobachten.

Die Manifestation einer zerebralen Zirkulationsstörung im Sinne von klinischen Symptomen (DIND) ist abhängig von der subarachnoidalen Blutmenge (Fisher-Grad). Die statistische Analyse mit Hilfe des Chi-Quadrat-Tests nach Pearson belegt bezüglich der Häufigkeitsverteilung einen statistisch signifikanten Zusammenhang ($p \leq 0,001$ mit $X^2 = 17,57$). Es besteht laut der Rangkorrelation nach Krueger-Spearman eine

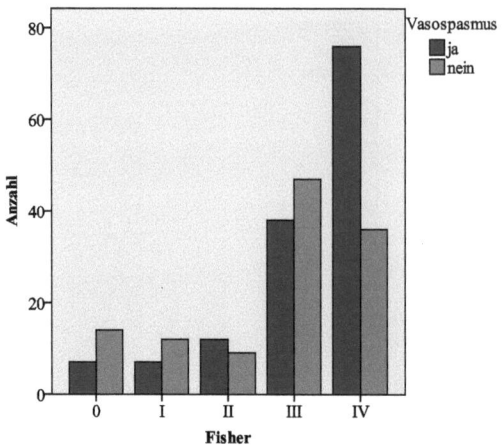

Abbildung 10: Häufigkeitsverteilung der Diagnose eines symptomatischen „Vasospasmus" (DIND) nach dem Fisher-Grad

geringe Korrelation (r = 0,236) zwischen den beiden Merkmalen, die hoch signifikant ist (p ≤ 0,001). Sie sind statistisch voneinander abhängig.
Das Balkendiagramm (Abbildung 10) zeigt den statistischen Zusammenhang. Mit der subarachnoidalen Blutmenge im CT (Fisher-Grad) steigt auch die statistische Wahrscheinlichkeit einer klinischen Manifestation von Symptomen im Sinne eines DIND. Bei Fisher-Grad 0 und I ist das Auftreten klinischer Symptome weniger häufig als bei Fisher-Grad IV. Bei Fisher-Grad IV überwiegt die Diagnose eines DIND.

5.3.2. Fisher- und WFNS-Grad

Das Ausmaß der Blutung (Fisher-Grad) und der gesundheitlichen Primärschaden (WFNS-Grad) beeinflussen sich wechselseitig. Dieser Zusammenhang wird bei 228 (73,1 %) Studienteilnehmern untersucht. Aufgrund fehlender Angaben über WFNS- oder Fisher-Grad werden 84 (26,9 %) Studienteilnehmer von der Betrachtung ausgeschlossen. Laut der statischen Analyse mit dem Chi-Quadrat-Test nach Pearson ergibt sich ein hoch signifikanter Zusammenhang zwischen dem Fisher- und dem WFNS-Grad (p ≤ 0,001 mit X^2 = 88,51). Der Korrelationskoeffizient nach Spearman (r = 0,562) zeigt eine hoch signifikante Beziehung (p ≤ 0,001). Die beiden Merkmale sind statistisch voneinander abhängig.
Das Vorliegen eines Fisher-Grades III oder IV ist zahlenmäßig am häufigsten zu beobachten (Abbildung 11). Fisher-Grad I und II sind ausschließlich mit einem WFNS-Grad ≤ II assoziiert. Fisher-Grad 0, III und IV zeigen ein breiteres Spektrum der WFNS-Grade. In den Fisher-Graden 0 bis III überwiegt zahlenmäßig ein gesundheit-

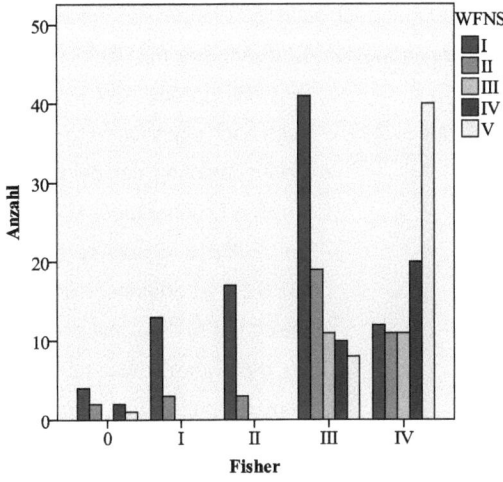

lich guter klinischer Ausgangszustand (WFNS Grad I und II). Fisher-Grad IV ist mit einem schlechteren klinischen Ausgangszustand (WFNS ≥ IV) assoziiert.

Abbildung 11: Häufigkeitsverteilung des WFNS-Grades I - V nach dem Fisher-Grad 0 - IV

5.4. Untersuchung und Betrachtung des CT-Perfusionsparameters MTT$_{peak}$

5.4.1. Vergleich der MTT$_{peak}$ mit einem Normaldatensatz

Der CT-Perfusionsparameter MTT$_{peak}$ dient als Maß für die zerebrale Zirkulationsstörung bei einer Subarachnoidalblutung (5). Zu klären ist, inwiefern die erhobene MTT$_{peak}$ der 312 Studienteilnehmer von der „normalen" Perfusion eines gesunden Patientenkollektivs abweicht. Herr PD Dr. Turowski hat in seiner Habilitationsschrift: „Untersuchung zur Erfassung zerebraler Zirkulationsstörungen nach Subarachnoidalblutung - Einsatz der CT-Perfusion" zur Grundlage der Berechnung eines virtuellen Normaldatensatzes (Median 49 Jahre/Mittelwert 52,6 Jahre) auf die nicht betroffenen bzw. „gesunden" Hemisphären von 15 Patienten ohne SAB zurückgegriffen. Daten der pathologischen Hemisphäre werden durch Spiegelung der Daten der jeweils „gesunden" Hemisphäre ersetzt. Daraus ergibt sich ein Median von 27 [1/10 s] und eine Standardabweichung von 2,1 [1/10 s] (1). Die vorliegende Untersuchung der 312 Studienteilnehmer liefert für den Perfusionsparameter MTT$_{peak}$ einen Median von 40,35 [1/10 s] und eine Standardabweichung von 7,2 [1/10 s].

Die MTT$_{peak}$ der vorliegenden Untersuchung ist statistisch länger als die zerebrale Perfusion des Normaldatensatzes (Abbildung 12). Eine Analyse mit dem T-Test bei einer Stichprobe zeigt eine statistisch hoch signifikante (p ≤ 0,001) Unterscheidung der beiden Werte. Eine Erhöhung der MTT$_{peak}$ ist bei 298/312 Studienteilnehmern (95,5 %) zu erkennen. Beim Vergleich der MTT$_{peak}$ mit dem Median des Normaldatensatzes plus dem doppelten der Standardabweichung (= 31,2 [1/10 s]) zeigt sich noch bei 285 der 312 Patienten (91,3 %) eine statistische Verlängerung. Die MTT$_{peak}$ des

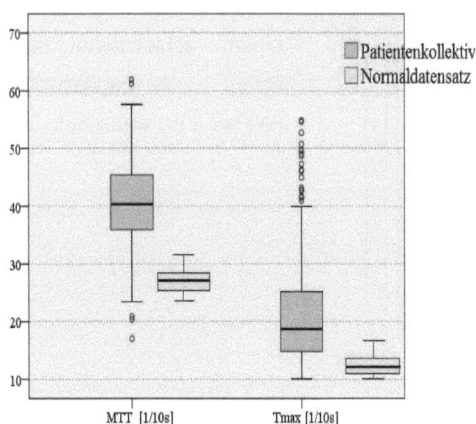

Abbildung 12: Boxplots der MTT$_{peak}$ und T$_{max}$ der 312 Studienteilnehmer im Vergleich zum Normaldatensatz

untersuchten Studienkollektives ist pathologisch erhöht, was für vorherrschende zerebrale Zirkulationsstörungen infolge einer Subarachnoidalblutung spricht.

Die beiden Populationsgruppen MTT$_{peak}$ < 31,2 [1/10 s] und MTT$_{peak}$ ≥ 31,2 [1/10 s] unterscheiden sich statistisch in Bezug auf das Alter. Eine Analyse nach dem T-Test bei unabhängigen Stichproben zeigt eine statistisch hoch signifikante Unterscheidung der Altersmittelwerte (p ≤ 0,001). In der Studiengruppe MTT$_{peak}$ < 31,2 [1/10 s] liegt ein Altersmedian von 44,0 Jahren vor. Die Studiengruppe MTT$_{peak}$ ≥ 31,2 weist einen Altersmedian von 54,0 Jahren auf. Ältere Patienten zeigen demnach eine längere MTT$_{peak}$ als jüngere.

Auch die vorherrschende T$_{max}$ ist nach der Analyse mit dem Mann-Whitney-U-Test für nicht normalverteilte Stichproben hoch signifikant unterschiedlich (p ≤ 0,001). In der Gruppe MTT$_{peak}$ < 31,2 [1/10 s] liegt der Median des Parameters T$_{max}$ bei 14,05 [1/10 s]. Bei der Studiengruppe MTT$_{peak}$ ≥ 31,2 [1/10 s] ist ein Median von 19,33 [1/10 s] vorherrschend. Analog zur Verlängerung der MTT$_{peak}$ ist auch die T$_{max}$ erhöht.

Anhand der Analyse mit dem Chi^2-Test ist die langfristige gesundheitliche Erholung (mRS) der Gruppe der MTT$_{peak}$ < 31,2 signifikant (p = 0,005 mit X^2 = 16,76) besser. Patienten mit einer kürzeren MTTpeak im Verlauf erholen sich langfristig besser (vgl. 5.4.5. Schwellenwerte: MTT$_{peak}$ und Outcome).

5.4.2. Alter und MTT$_{peak}$

Der Perfusionsparameter MTT$_{peak}$ der 312 Studienteilnehmer wird vom Alter statistisch beeinflusst. Der Korrelationskoeffizient nach Pearson ergibt eine sehr geringe Korrelation (r = 0,181), die hoch signifikant ist (p = 0,001). Eine Kovarianzanalyse der MTT$_{peak}$ mit der Kovariaten Alter [Jahre] zeigt einen hoch signifikanten Zusammenhang (p ≤ 0,001).

Zur besseren Betrachtung der mit einer Altersgruppe assoziierten MTT$_{peak}$ wird das Merkmal Alter klassiert (Tabelle 11). Bei der Betrachtung der Mittelwerte und Mediane der MTT$_{peak}$ nach der Gruppierung der Altersklassen fällt die kürzere MTT$_{peak}$ der 20- bis 40-jährigen Patienten auf.

Alter(Klassiert)	Mittelwert	Median	σ	Anzahl N
20- bis 30-jährige Patienten	36,46	35,70	8,47	10 (3,2%)
31- bis 40-jährige Patienten	36,20	36,93	6,29	27 (8,7%)
41- bis 50-jährige Patienten	40,45	40,20	6,54	97 (31,1%)
51- bis 60-jährige Patienten	41,75	41,10	8,13	87 (27,9%)
61- bis 70-jährige Patienten	41,13	40,37	6,14	56 (19,9%)
71- bis 80-jährige Patienten	42,99	42,46	6,26	31 (9,9%)
81- bis 95-jährige Patienten	37,07	41,21	11,03	4 (1,3%)
Insgesamt	40,65	40,35	7,20	312 (100,0%)

Tabelle 11: Statistik des Perfusionsparameters MTT$_{peak}$ [1/10 s] bezüglich des klassierten Alters [Jahren]

Multiple Vergleiche der Gruppenpaare bei einer Varianzanalyse nach LSD zeigen die statistisch signifikant niedrigere MTT$_{peak}$ der 20- bis 40-jährigen Studienteilnehmern (Tabelle 12, Abbildung 13). Die Voraussetzung für die Durchführung dieses Tests, die Varianzgleichheit nach dem Levene-Test und die Normalverteilung der MTT$_{peak}$ sind gegeben.

In der Altersgruppe der 20- bis 30-jährigen Studienteilnehmer herrscht mit 36,46 ± 8,47 [1/10 s] eine signifikant niedrigere MTT$_{peak}$ als in den Gruppen der 51- bis 60-jährigen (p = 0,025) und 71- bis 80-jährigen Studienteilnehmer (p = 0,011). In Bezug auf die 61- bis 70-Jährigen mit 41,13 ± 6,14 [1/10 s] liegt tendenzielle Signifikanz vor (p = 0,054 mit p ≤ 0,06). Eine weitere Differenzierung ist aufgrund der hohen Standardabweichung (MTT$_{peak}$ ± 8,47 [1/10 s]) statistisch nicht möglich. Die Gruppe der 81- bis 95-Jährigen ist aufgrund der geringen Anzahl (n = 4) wenig repräsentativ.

Die Altersgruppe der 31- bis 40-jährigen Studienteilnehmer mit 36,20 ± 6,29 [1/10 s] erreicht eine signifikant niedrigere MTT_{peak} als die der 41- bis 80-jährigen. Diese weist eine MTT_{peak} von ≥ 40,45 ± 6,54 [1/10 s] auf. Die restlichen Vergleiche der Altersgruppenpaare liegen nach der multiplen Varianzanalyse außerhalb des Signifikanzniveaus ($p > 0,05$). Die verbleibenden Altersgruppen unterscheiden sich nicht und werden nicht näher betrachtet (Tabelle 12, Abbildung 13).

(I) Alter(Klassiert)	(J) Alter(Klassiert)	Mittlere Differenz (I-J)	Standardfehler (σ)	Signifikanz	95 %-Konfid. Untergrenze	95 %-Konfid. Obergrenze
20- bis 30-jährige P.	31- bis 40-Jährige	,26333	2,60221	,919	-4,8572	5,3839
	41- bis 50-Jährige	-3,98835	2,33469	,089	-8,5825	,6058
	51- bis 60-Jährige	-5,29080*	2,34719	,025	-9,9095	-,6721
	61- bis 70-Jährige	-4,66589	2,41324	,054	-9,4146	,0828
	71- bis 80-Jährige	-6,52548*	2,55643	,011	-11,5560	-,4950
	81- bis 90-Jährige	-,61000	4,15869	,883	-8,7934	7,5734
31- bis 40-jährige Patienten	20- bis 30-Jährige	-,26333	2,60221	,919	-5,3839	4,8572
	41- bis 50-Jährige	-4,25168*	1,52956	,006	-7,2615	-,2419
	51- bis 60-Jährige	-5,55414*	1,54858	,000	-8,6014	-,5069
	61- bis 70-Jährige	-4,92923*	1,64697	,003	-8,1701	-,6884
	71- bis 80-Jährige	-6,78882*	1,85044	,000	-10,4301	-,1476
	81- bis 90-Jährige	-,87333	3,76610	,817	-8,2842	6,5375

Tabelle 12: Auszug aus den Mehrfachvergleichen des Perfusionsparameters MTT_{peak} [1/10 s] bezüglich des klassierten Alters 20 bis 40 [Jahren] (I = Ausgangsgruppe; J = Vergleichsgruppe; */Fettdruck = $p \leq 0,05$)

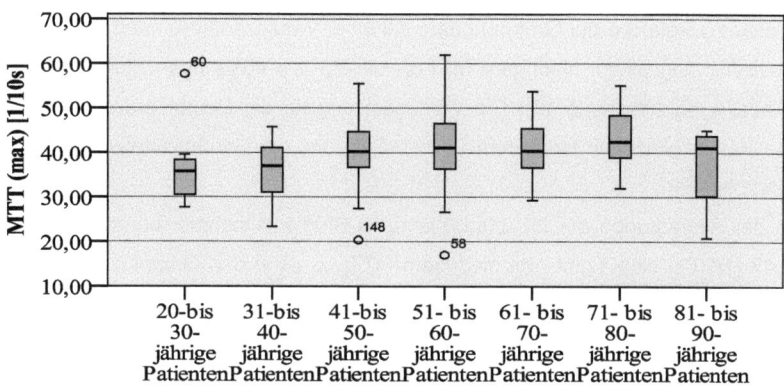

Abbildung 13: Boxplots des Perfusionsparameters MTT_{peak} [1/10 s] bezüglich des klassierten Alters [Jahren]

20- bis 40-jährige Patienten erreichen eine statistisch niedrigere MTT_{peak} als 51- bis 80-jährige. Jüngere Patienten sind von einer Verlängerung der MTT aufgrund zerebraler Zirkulationsstörungen weniger stark betroffen als Ältere. Das Alter ist ein statistisch beeinflussender und prädisponierender Faktor für die MTT.

5.4.3. Fisher-Grad und MTT_{peak}

Die Ruptur eines Aneurysmas hat eine große subarachnoidale Blutmenge zur Folge. In der vorliegenden Untersuchung liegt bei 78,2 % der Studienteilnehmer eine subarachnoidale Blutung von großem Ausmaß (Fisher-Grad III oder IV) vor (Tabelle 13).

Fisher	Mittelwert	Median	σ	Anzahl N
0	36,05	37,87	6,62	23 (7,7%)
I	38,91	37,62	6,23	19 (6,4%)
II	39,91	39,78	6,83	23 (7,7%)
III	40,99	40,79	6,69	105 (35,1%)
IV	41,72	41,08	7,36	129 (43,1%)
Insges.	40,71	40,35	7,09	299 (100,0%)

Tabelle 13: Statistik des CT-Perfusionsparameters MTT_{peak} [1/10 s] bezüglich des Fisher-Grades

Der CT- Perfusionsparameter MTT_{peak} als Maß der zerebralen Zirkulationsstörung verlängert sich mit zunehmendem Ausmaß der initialen Blutmenge (Fisher-Grad). Er zeigt bei den 299 Studienteilnehmern laut dem Korrelationskoeffizienten nach Spearman eine sehr geringe Korrelation (r = 0,157) mit dem Fisher-Grad, die statistisch signifikant (p = 0,006) ist. Die Irrtumswahrscheinlichkeit der Varianzanalyse zur Beurteilung der Gesamtsignifikanz liegt bei p = 0,006. Mit Hilfe der multiplen Vergleiche nach LSD wird die statistische Unterscheidung der Fisher-Grade in Bezug auf die spezifische MTT_{peak} untersucht (Tabelle 14).

Die MTT_{peak} (Abbildung 14) unterscheidet sich statistisch zwischen „kein Blut sichtbar" (Grad 0) und einer ausgeprägten Blutung im CT (Fisher-Grad III und IV). Bei 7,7 % der Studienteilnehmer mit Fisher-Grad 0 und einer MTT_{peak} von 36,05 ± 6,62 [1/10 s] wird eine signifikant niedrigere MTT_{peak} erreicht als bei Grad III (35,1 %) mit 40,99 ± 6,69 [1/10 s] und bei Fisher-Grad IV (43,1 %) mit 41,72 ± 7,36 [1/10 s]. Die restlichen Fisher-Grade liegen betreffend ihrer Populationsmittelwerte außerhalb des Signifikanzniveaus (p > 0,05). Eine statistische Unterscheidung der Fisher-Grade I bis IV ist mit Hilfe der MTT_{peak} nicht möglich.

Ein Zusammenhang zwischen der MTT$_{peak}$ und der Menge des subarachnoidalen Blutes (Fisher-Grad I-IV) ist hier statistisch nicht nachweisbar.

(I) Fisher	(J) Fisher	Mittlere Differenz (I-J)	Standardfehler	Signifikanz	95%-Konfidenzintervall Untergrenze	Obergrenze
0	I	-2,85810	2,15983	,187	-7,1088	1,3926
	II	-3,85304	2,05440	,062	-7,8962	,1902
	III	**-4,93357***	**1,60391**	**,002**	**-8,0902**	**-1,7770**
	IV	**-5,66420***	**1,57688**	**,000**	**-8,7676**	**-2,5608**
I	0	2,85810	2,15983	,187	-1,3926	7,1088
	II	-,99494	2,15983	,645	-5,2456	3,2557
	III	-2,07547	1,73690	,233	-5,4938	1,3429
	IV	-2,80610	1,71196	,102	-6,1753	,5632
II	0	3,85304	2,05440	,062	-,1902	7,8962
	I	,99494	2,15983	,645	-3,2557	5,2456
	III	-1,08053	1,60391	,501	-4,2371	2,0761
	IV	-1,81115	1,57688	,252	-4,9145	1,2922
III	0	**4,93357***	**1,60391**	**,002**	**1,7770**	**8,0902**
	I	2,07547	1,73690	,233	-1,3429	5,4938
	II	1,08053	1,60391	,501	-2,0761	4,2371
	IV	-,73063	,91570	,426	-2,5328	1,0715
IV	0	**5,66420***	**1,57688**	**,000**	**2,5608**	**8,7676**
	I	2,80610	1,71196	,102	-,5632	6,1753
	II	1,81115	1,57688	,252	-1,2922	4,9145
	III	,73063	,91570	,426	-1,0715	2,5328

Tabelle 14: multiple Vergleiche der MTT$_{peak}$ [1/10 s] bezüglich des Fisher-Grades nach LSD (I = Ausgangsgruppe; J = Vergleichsgruppe; */Fettdruck = p ≤ 0,05)

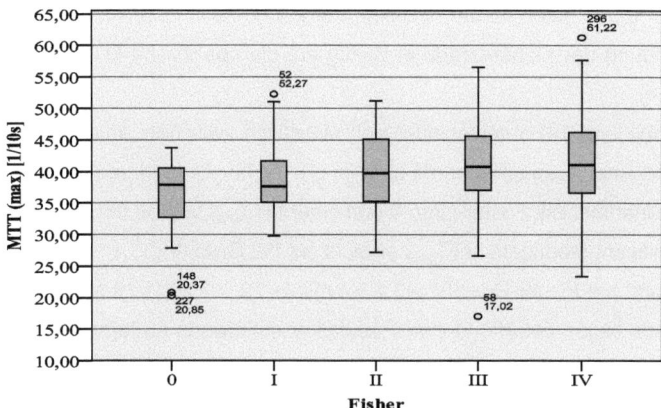

Abbildung 14: Boxplots des Perfusionsparameters MTT$_{peak}$ [1/10 s] bezüglich des Fisher-Grades

5.4.4. WFNS-Grad und MTT$_{peak}$

Zwischen MTT$_{peak}$ und dem gesundheitlichen Primärschaden (WFNS) besteht ein statistischer Zusammenhang. Die Analyse mit dem Korrelationskoeffizient nach Spearman ergibt eine sehr geringe Korrelation (r = 0,150), die statistisch signifikant (p = 0,023) ist.

Eine Varianzanalyse mit der Gruppenvariable WFNS und der abhängigen Variable MTT$_{peak}$ ergibt eine hoch signifikante Unterscheidung der Populationsmittelwerte (p ≤ 0,001; Tabelle 15). Multiple Vergleiche nach LSD zeigen die Gruppenpaare (WFNS) mit statistisch unterschiedlichen Mittelwerten der MTT$_{peak}$ (Tabelle 16).

WFNS	Mittelwert	Median	σ	Anzahl N
I	40,62	40,28	5,97	88 (38,1%)
II	38,99	39,67	5,49	39 (16,9%)
III	40,09	42,15	7,46	22 (9,5%)
IV	39,36	38,79	6,68	32 (13,9%)
V	44,42	44,66	7,76	50 (21,6%)
Insges.	40,94	40,48	6,79	231 (100,0%)

Tabelle 15: Statistik des Perfusionsparameters MTT$_{peak}$ [1/10 s] in den WFNS-Graden

(I) WFNS	(J) WFNS	Mittlere Differenz (I-J)	Standardfehler	Signifikanz	95%-Konfidenzintervall Untergrenze	95%-Konfidenzintervall Obergrenze
I	II	1,63438	1,26363	,197	-,8556	4,1244
	III	,53284	1,56579	,734	-2,5526	3,6183
	IV	1,26253	1,35602	,353	-1,4095	3,9346
	V	**-3,80356***	**1,16333**	**,001**	**-6,0959**	**-1,5112**
II	I	-1,63438	1,26363	,197	-4,1244	,8556
	III	-1,10154	1,75151	,530	-4,5529	2,3498
	IV	-,37185	1,56680	,813	-3,4592	2,7155
	V	**-5,43794***	**1,40336**	**,000**	**-8,2033**	**-2,6726**
III	I	-,53284	1,56579	,734	-3,6183	2,5526
	II	1,10154	1,75151	,530	-2,3498	4,5529
	IV	,72969	1,81929	,689	-2,8552	4,3146
	V	**-4,33640***	**1,68059**	**,011**	**-7,6480**	**-1,0248**
IV	I	-1,26253	1,35602	,353	-3,9346	1,4095
	II	,37185	1,56680	,813	-2,7155	3,4592
	III	-,72969	1,81929	,689	-4,3146	2,8552
	V	**-5,06609***	**1,48709**	**,001**	**-7,9964**	**-2,1358**
V	I	**3,80356***	**1,16333**	**,001**	**1,5112**	**6,0959**
	II	**5,43794***	**1,40336**	**,000**	**2,6726**	**8,2033**
	III	**4,33640***	**1,68059**	**,011**	**1,0248**	**7,6480**
	IV	**5,06609***	**1,48709**	**,001**	**2,1358**	**7,9964**

Tabelle 16: multiple Vergleiche des Perfusionsparameters MTT$_{peak}$ [1/10 s] bezüglich des WFNS-Grades nach LSD (I = Ausgangsgruppe; J = Vergleichsgruppe; */Fettdruck = p ≤ 0,05)

Studienteilnehmer mit WFNS-Grad I (GCS 15) und 40,62 ± 5,97 [1/10 s] bis Grad IV mit 39,36 ± 6,68 [1/10 s] erreichen signifikant niedrigere MTT_{peak} als Studienteilnehmer mit Grad V und 44,43 ± 7,76 [1/10 s]. Die WFNS-Grade I bis IV unterscheiden sich betreffend ihrer Populationsmittelwerte nicht signifikant voneinander (p > 0,05). Betrachtet man die deskriptive Statistik (Tabelle 15), fallen ähnliche Mittelwerte der MTT_{peak} der WFNS-Grade I bis IV auf. Die MTT_{peak} des WFNS-Grades V ist im Vergleich dazu verlängert. Der Rangfolgetest nach Duncan zur Bildung homogener Untergruppen bezüglich des Parameters MTT_{peak} bestätigt diese Beobachtungen (Tabelle 17). Es werden zwei homogene Untergruppen gebildet, wobei Untergruppe 1 WFNS-Grad I bis IV und Untergruppe 2 Grad V beinhalten.

WFNS	Anzahl N	Untergruppe 1	Untergruppe 2
II	39 (16,9%)	38,99	
IV	32 (13,9%)	39,36	
III	22 (9,5%)	40,09	
I	88 (38,1%)	40,62	
V	50 (21,6%)		44,43
Sig.		,334	1,000

Tabelle 17: Bildung homogener Untergruppen des WFNS-Grades bezüglich der MTT_{peak} nach Duncan

Zusammenfassend erreichen Patienten mit einem gesundheitlichen Primärschaden WFNS-Grad V statistisch längere MTT_{peak} (Abbildung 15). Patienten mit WFNS-Grad I bis IV erreichen kürzere MTT_{peak}, die statistisch nicht voneinander zu unterscheiden sind. Patienten mit WFNS-Grad V bei Einlieferung gehören zur Hochrisikogruppe für zerebrale Zirkulationsstörungen und sind prädestiniert für eine verlängerte MTT_{peak}.

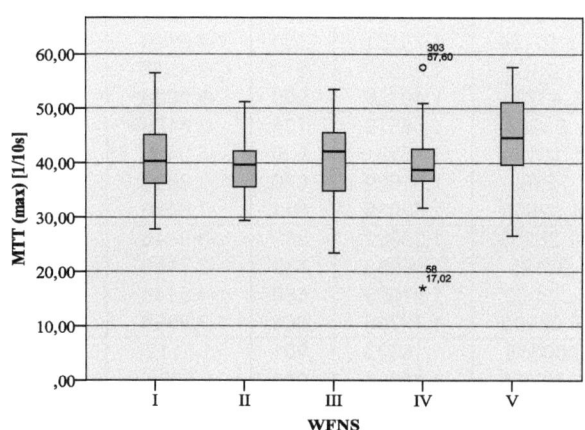

Abbildung 15: Boxplots des Perfusionsparameters MTT_{peak} [1/10 s] bezüglich des WFNS-Grades

5.4.5. Schwellenwerte der MTT$_{peak}$ im Hinblick auf das langfristige Outcome

Die zentrale Thematik der vorliegenden Arbeit ist die Untersuchung der zerebralen Perfusion (MTT$_{peak}$) in der Frühphase nach initialer Subarachnoidalblutung anhand des langfristigen Erholungspotentials (mRS) als Maß der zerebralen Zirkulationsstörung.

Das langfristige Outcome steht in einem statistischen Zusammenhang mit der MTT$_{peak}$ der Frühphase. Die Korrelationsanalyse nach Spearman ergibt eine hoch signifikante Korrelation (p ≤ 0,001 mit r = 0,422).

Um zu zeigen, bei welcher MTT$_{peak}$ ein schlechteres Erholungspotential vorliegt, wird der modified Rankin Scale inhaltlich mit der MTT$_{peak}$ gegliedert (Tabelle 18). 32,4 % der Studienteilnehmer geben einen modified Rankin Scale 0 mit einer MTT$_{peak}$ von 36,39 ± 6,07 [1/10 s] oder mRS 1 mit 36,66 ± 6,38 [1/10 s] an. Die langfristige gesundheitliche Rehabilitation ist gut. Bei beiden mRS besteht keine Einschränkung in alltäglichen Pflichten und Aktivitäten (gutes langfristiges Outcome mit uneingeschränktem Alltag).

mRS	Mittelwert	Median	σ	Anzahl N
Grad 0	36,39	35,76	6,07	47 (15,1%)
Grad 1	36,66	37,54	6,38	54 (17,3%)
Grad 2	*41,08*	*40,78*	*5,75*	*78 (25,0%)*
Grad 3	42,61	43,03	7,57	55 (17,6%)
Grad 4	43,89	43,35	6,45	27 (8,7%)
Grad 5	43,84	43,01	8,02	17 (5,4%)
Grad 6	44,53	45,25	7,00	34 (10,9%)
Insges.	40,65	40,35	7,20	312(100,0%)

Tabelle 18: Statistik der MTT$_{peak}$ [1/10 s] bezüglich des mRS

Beginnend mit mRS 2 und einer MTT$_{peak}$ von 41,08 ± 5,75 [1/10 s] geben die Studienteilnehmer eine leichte Behinderung mit minimaler Einschränkung im Alltag an. Ursächlich sind geringe Symptome. Dies gipfelt in Grad 3 und einer MTT$_{peak}$ von 42,61 ± 7,57 [1/10 s] (symptomatische Gruppe). Hierbei liegt eine mäßige Behinderung mit Betreuung im alltäglichen Leben vor. Diese Gruppe umfasst 42,6 % der Studienteilnehmer.

Bei mRS 4 ist eine MTT$_{peak}$ von 43,89 ± 6,45 [1/10 s] vorherrschend. Die Patienten klagen über eine mittelgradig schwere Behinderung mit eingeschränkter Mobilität (Laufen) und sind auf Betreuung der körperlichen Bedürfnisse angewiesen. Ab diesem mRS ist oftmals lediglich ein Interview mit den gesetzlichen Betreuern bzw. Familienangehörigen möglich. 25 % der Studienteilnehmer gehören zu mRS 4 bis 6 und sind mit schwerster Morbidität/Mortalität konfrontiert.

Während des Klinikaufenthaltes sind Studienteilnehmer mit einer MTT über 41 [1/10s] massiv spasmolytisch therapiert worden, um irreversiblen Schäden des Hirnparenchyms vorzubeugen. Trotz dieser Intervention und der damit verbundenen Kappung höchster MTT-Werte, zeigt Tabelle 18 bei steigendem mRS eine stetig steigende MTT_{peak}, die bereits mit einem langfristigen Outcome mRS 2 die therapeutische Grenze von 41 [1/10s] überschreitet. Studienteilnehmer mit mRS 6 erreichen sogar einen Median der MTT_{peak} von 45,25 [1/10s].

Die langfristige gesundheitliche Erholung (mRS) lässt sich anhand der MTT_{peak} statistisch unterscheiden. Nach der Anova-Varianzanalyse liegt eine hohe Gesamtsignifikanz in der Unterscheidung des mRS 0 bis 6 in Bezug auf die MTT_{peak} vor (p ≤ 0,001). Die Varianzhomogenität nach dem Levene-Test und die Normalverteilung sind als Voraussetzung für diese Testung gegeben. Die multiplen Vergleiche nach Bonferroni mit α-Adjustierung zeigen im Einzelnen die Unterscheidung der Gruppenpaare des mRS (Tabelle 19, Abbildung 16).

Patienten mit mRS 0 und 1 können statistisch anhand der MTT_{peak} nicht unterschieden werden. Die beiden mRS 0 mit 36,39 ± 6,07 [1/10 s] und 1 mit 36,66 ± 6,38 [1/10 s] gleichen sich im Rahmen der spezifischen MTT_{peak} (p = 1,00). Die langfristige gesundheitliche Rehabilitation ist gut. Bei beiden mRS besteht keine Einschränkung in alltäglichen Pflichten und Aktivitäten (gutes langfristiges Outcome mit uneingeschränktem Alltag).

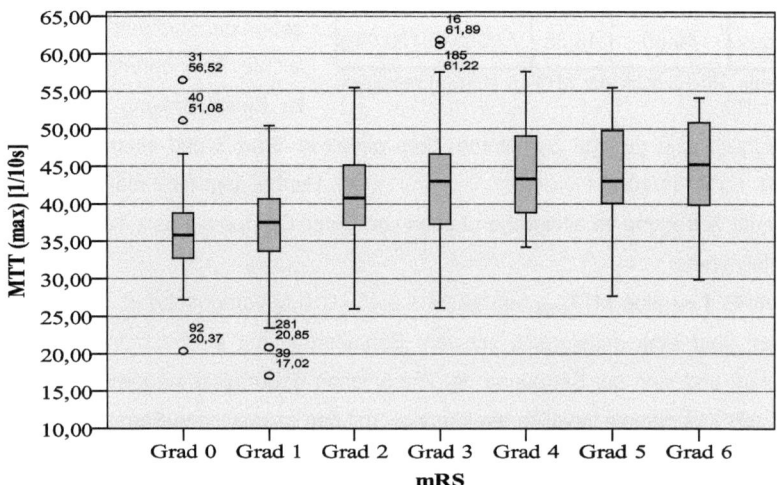

Abbildung 16: Boxplots des Perfusionsparameters MTT_{peak} [1/10 s] bezüglich des langfristigen Outcome (mRS)

		Mittlere Differenz (I-J)	Standardfehler	Signifikanz	95%-Konfidenzintervall	
(I) mRS	(J) mRS				Untergrenze	Obergrenze
Grad 0	Grad 1	-,26549	1,31333	1,000	-4,2892	3,7582
	Grad 2	**-4,68706***	**1,21567**	**,003**	**-8,4116**	**-,9625**
	Grad 3	**-6,21336***	**1,30776**	**,000**	**-10,2200**	**-2,2067**
	Grad 4	**-7,49994***	**1,58980**	**,000**	**-12,3707**	**-2,6292**
	Grad 5	**-7,44750***	**1,86326**	**,002**	**-13,1561**	**-1,7389**
	Grad 6	**-8,13397***	**1,48222**	**,000**	**-12,6751**	**-3,5928**
Grad 1	Grad 0	,26549	1,31333	1,000	-3,7582	4,2892
	Grad 2	**-4,42157***	**1,16547**	**,004**	**-7,9923**	**-,8509**
	Grad 3	**-5,94787***	**1,26122**	**,000**	**-9,8119**	**-2,0838**
	Grad 4	**-7,23444***	**1,55175**	**,000**	**-11,9886**	**-2,4803**
	Grad 5	**-7,18200***	**1,83090**	**,002**	**-12,7914**	**-1,5726**
	Grad 6	**-7,86847***	**1,44133**	**,000**	**-12,2843**	**-3,4526**
Grad 2	Grad 0	**4,68706***	**1,21567**	**,003**	**,9625**	**8,4116**
	Grad 1	**4,42157***	**1,16547**	**,004**	**,8509**	**7,9923**
	Grad 3	-1,52630	1,15919	1,000	-5,0778	2,0252
	Grad 4	-2,81288	1,47002	1,000	-7,3166	1,6909
	Grad 5	-2,76044	1,76217	1,000	-8,1593	2,6384
	Grad 6	-3,44691	1,35294	,238	-7,5920	,6982
Grad 3	Grad 0	**6,21336***	**1,30776**	**,000**	**2,2067**	**10,2200**
	Grad 1	**5,94787***	**1,26122**	**,000**	**2,0838**	**9,8119**
	Grad 2	1,52630	1,15919	1,000	-2,0252	5,0778
	Grad 4	-1,28658	1,54704	1,000	-6,0263	3,4532
	Grad 5	-1,23414	1,82691	1,000	-6,8313	4,3631
	Grad 6	-1,92061	1,43626	1,000	-6,3209	2,4797
Grad 4	Grad 0	**7,49994***	**1,58980**	**,000**	**2,6292**	**12,3707**
	Grad 1	**7,23444***	**1,55175**	**,000**	**2,4803**	**11,9886**
	Grad 2	2,81288	1,47002	1,000	-1,6909	7,3166
	Grad 3	1,28658	1,54704	1,000	-3,4532	6,0263
	Grad 5	,05244	2,03834	1,000	-6,1925	6,2974
	Grad 6	-,63403	1,69708	1,000	-5,8334	4,5654
Grad 5	Grad 0	**7,44750***	**1,86326**	**,002**	**1,7389**	**13,1561**
	Grad 1	**7,18200***	**1,83090**	**,002**	**1,5726**	**12,7914**
	Grad 2	2,76044	1,76217	1,000	-2,6384	8,1593
	Grad 3	1,23414	1,82691	1,000	-4,3631	6,8313
	Grad 4	-,05244	2,03834	1,000	-6,2974	6,1925
	Grad 6	-,68647	1,95559	1,000	-6,6779	5,3050
Grad 6	Grad 0	**8,13397***	**1,48222**	**,000**	**3,5928**	**12,6751**
	Grad 1	**7,86847***	**1,44133**	**,000**	**3,4526**	**12,2843**
	Grad 2	3,44691	1,35294	,238	-,6982	7,5920
	Grad 3	1,92061	1,43626	1,000	-2,4797	6,3209
	Grad 4	,63403	1,69708	1,000	-4,5654	5,8334
	Grad 5	,68647	1,95559	1,000	-5,3050	6,6779

Tabelle 19: Mehrfachvergleiche der MTT_{peak} [1/10 s] in den Gruppen des mRS nach Bonferroni (I = Ausgangsgruppe; J = Vergleichsgruppe; */Fettdruck = p ≤ 0,05)

Patienten mit mRS 0 und 1 unterscheiden sich statistisch anhand der MTT$_{peak}$ von den restlichen Outcomes (Tabelle 19, Abbildung 16). Diese beiden Gruppen lassen sich hoch signifikant (p ≤ 0,001) gegen mRS 3 mit 42,61 ± 7,57 [1/10 s], mRS 4 mit 43,89 ± 6,45 [1/10 s] und mRS 6 mit 44,53 ± 7,00 [1/10 s] und sehr signifikant (p < 0,01) gegen mRS 2 mit 41,08 ± 5,75 [1/10 s] und mRS 5 mit 43,84 ± 8,02 [1/10 s] abgrenzen. mRS 2 ist in Bezug auf die MTT$_{peak}$ nicht signifikant gegen mRS 3 bis 6 abzugrenzen (p > 0,05). mRS 2 ist statistisch ähnlich den in mRS 3 bis 5 vorherrschenden MTTs (p = 1,00).

Die Schwelle zu einem definitionsgemäß schlechteren Outcome ist modified Rankin Scale 2. Die Studienteilnehmer geben eine leichte Behinderung mit minimaler Einschränkung im Alltag an. Ursächlich sind geringe Symptome. Die statistische Analyse nach Duncan zur Bildung homogener Untergruppen ähnlicher MTT$_{peak}$ veranschaulicht diese Beobachtung (Tabelle 20). Ab mRS 2 wird eine neue Untergruppe gebildet. In Untergruppe 2 befinden sich aufgrund der spezifischen MTT$_{peak}$ neben modified Ranking Scale 2 auch 3 bis 5. Der Schwellenwert zu einem definitionsgemäß schlechteren Outcome ist der in mRS 2 vorherrschende Mittelwert von 41,08 [1/10 s] bzw. Median von 40,78 [1/10 s] der MTT$_{peak}$. Bei Überschreitung dieser Schwelle ist die Gefahr einer langfristig schlechteren gesundheitlichen Rehabilitation statistisch erhöht.

mRS	N	Untergruppe		
		1	2	3
Grad 0	47	36,39		
Grad 1	54	36,66		
Grad 2	78		41,08	
Grad 3	55		42,61	42,61
Grad 5	17		43,84	43,84
Grad 4	27		43,89	43,89
Grad 6	34			44,53
Sig.		,865	,101	,267

Tabelle 20: statistische Analyse nach Duncan zur Bildung homogener Untergruppen des mRS bezüglich der MTT$_{peak}$ [1/10 s]

5.4.6. Geschlechtsspezifische MTT$_{peak}$ und das Outcome (mRS)

Das Geschlecht der Studienteilnehmer beeinflusst statistisch die MTT$_{peak}$. Bei der Benennung von Schwellenwerten sind geschlechtsspezifische Unterschiede zu beachten (Tabelle 21). Eine Analyse mit dem T-Test für zwei unabhängige Stichproben zeigt statistisch signifikante Unterschiede der MTT$_{peak}$ für die Gruppenvariable Geschlecht (p = 0,029). Weibliche Patienten erreichen nach SAB eine statistisch kürzere MTT$_{peak}$ als männliche (Abbildung 17/18).

Geschlecht	Mittelwert	Median	σ	N
weiblich	39,94	39,79	7,22	192
männlich	41,77	41,32	7,06	120
insgesamt	40,65	40,35	7,20	312

Tabelle 21: Statistik der MTT$_{peak}$ [1/10 s] für das Merkmal Geschlecht (↑)

Abbildung 17: Boxplots der MTT$_{peak}$ in den Geschlechtergruppen (weiblich/männlich); (→)

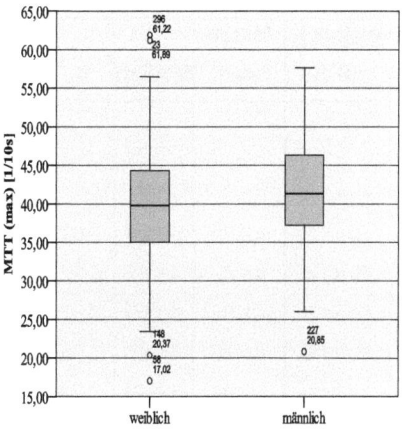

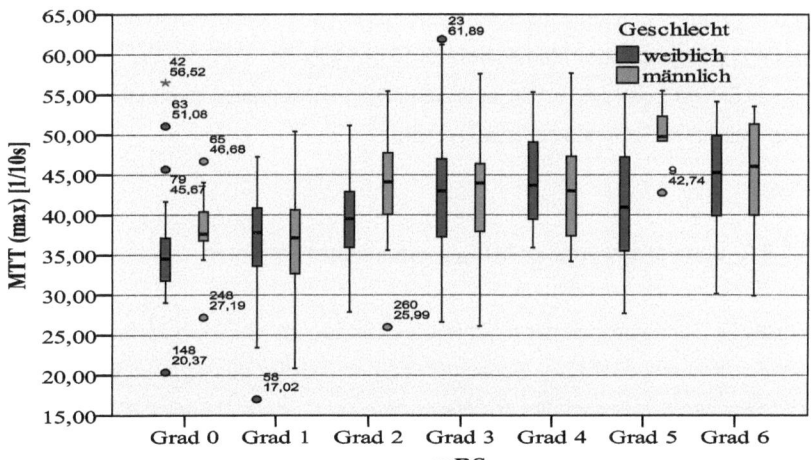

Abbildung 18: Boxplots der MTT$_{peak}$, getrennt nach weiblichem und männlichem Geschlecht in den Gruppen des mRS

5.4.6.1. Schwellenwerte der MTT$_{peak}$ weiblicher Patienten

Nach der Varianzanalyse unterscheidet sich der modified Rankin Scale statistisch anhand der MTT$_{peak}$ in der Untergruppe der weiblichen Studienteilnehmer. Die Populationsmittelwerte der MTT$_{peak}$ für mRS 0 mit 35,38 ± 6,75 [1/10 s] und mRS 1 mit 36,80 ± 6,69 [1/10 s] sind statistisch ähnlich (p > 0,05; Tabelle 22). Studienteilnehmer

Weiblich mRS	Mittelwert	Median	σ	Anzahl N
Grad 0	35,38	34,53	6,75	30 (15,6%)
Grad 1	36,80	37,79	6,69	30 (15,6%)
Grad 2	39,34	39,53	5,01	48 (25,0%)
Grad 3	42,32	43,00	7,67	37 (19,3%)
Grad 4	44,62	43,65	6,27	13 (6,8%)
Grad 5	41,32	40,95	7,87	12 (6,2%)
Grad 6	44,25	45,25	6,95	22 (11,5%)
Insges.	39,94	39,79	7,22	192(100,0%)

Tabelle 22: Statistik der MTT_{peak} [1/10 s] weiblicher Patienten in den Gruppen des mRS

mit mRS 0 erreichen statistisch kürzere MTT_{peak} als Studienteilnehmer mit mRS 2 und 39,34 ± 5,01 [1/10 s]. Die multiplen Vergleiche nach LSD zeigen eine statistisch signifikante Unterscheidung zwischen einem guten langfristigen Outcome (mRS 0 und 1) und mRS 3 bis 6 mit $MTT_{peak} \geq 41,32 \pm 7,87$ [1/10 s].

Der Schwellenwert für definitionsgemäß schlechteres Outcome der weiblichen Studienteilnehmer ist der in mRS 2 vorherrschende Mittelwert von 39,34 [1/10 s] bzw. der Median von 39,53 [1/10 s] der MTT_{peak}. Bei Überschreitung dieser Schwelle ist die Gefahr einer langfristig schlechteren gesundheitlichen Erholung weiblicher Patienten statistisch erhöht.

5.4.6.2. Schwellenwerte der MTT_{peak} männlicher Patienten

Weibliche Studienteilnehmer mit mRS 2 erreichen im Vergleich zu männlichen eine statistisch kürzere MTT_{peak}. Betrachtet man die beiden deskriptiven Statistiken (Tabelle 22 und 23), lassen sich erhebliche Unterschiede im Verlauf der MTT_{peak} im mRS erkennen. Der im mRS 2 vorherrschende Populationsmittelwert der männlichen Studienteilnehmer von 43,86 ± 5,85 [1/10 s] (Tabelle 23) ist statistisch hoch signifikant länger als der Populationsmittelwert der weiblichen Studienteilnehmer mit 39,34 ± 5,01[1/10 s] (Tabel-

Männlich mRS	Mittelwert	Median	σ	Anzahl N
Grad 0	38,17	37,62	4,25	17 (14,2%)
Grad 1	36,49	37,15	6,11	24 (20,0%)
Grad 2	43,86	44,09	5,85	30 (25,0%)
Grad 3	43,19	43,95	7,53	18 (15,0%)
Grad 4	43,21	43,00	6,78	14 (11,6%)
Grad 5	49,90	49,77	4,70	5 (4,2%)
Grad 6	45,04	46,02	7,36	12 (10,0%)
Insges.	41,77	41,32	7,06	120(100,0%)

Tabelle 23: Statistik der MTT_{peak} [1/10 s] männlicher Patienten in den Gruppen des mRS

le 21). Im Gegensatz zu den weiblichen Studienteilnehmern ist bei den männlichen ein größerer Sprung der MTT_{peak} von mRS 1 auf 2 zu beobachten.

Nach der Varianzanalyse unterscheidet sich der modified Rankin Scale statistisch anhand der MTT_{peak} in der Untergruppe der männlichen Studienteilnehmer (p ≤ 0,001). Multiple Vergleiche der Populationsmittelwerte nach LSD des mRS 0 und mRS 1 zeigen keine statistischen Unterschiede (p > 0,05). Diese beiden Gruppen mit einer MTT_{peak} ≤ 38,17 ± 4,25 [1/10 s] sind statistisch signifikant gegen die restlichen mRS 2 bis 6 mit einer MTT_{peak} ≥ 43,19 ± 7,53 [1/10 s] abzugrenzen.

Der Schwellenwert für ein definitionsgemäß schlechteres Outcome der männlichen Patienten könnte der in mRS 2 vorherrschende Mittelwert von 43,85 [1/10 s] bzw. Median von 44,09 [1/10 s] sein. Dieser Schwellenwert von 43,85 [1/10 s] ist kritisch zu betrachten. Er ist erwartungsgemäß zu stark verlängert. Die mRS 2 bis 4 ähneln sich statistisch untereinander in Bezug auf die MTT_{peak} (p = 1,00). Wenn man die sprunghafte Erhöhung zwischen mRS 1 und 2 betrachtet, müsste die MTT_{peak} des mRS 2 eigentlich kürzer sein (Tabelle 23). Unterstützend für diese Beobachtung ist die Bildung homogener Untergruppen nach Duncan (Tabelle 24). Der mRS 2 wird in der Rangfolge noch hinter Grad 3 und 4 eingeordnet.

mRS	N	Untergruppe für Alpha = 0.05.			
		1	2	3	4
Grad 1	24	36,49			
Grad 0	17	38,17			
Grad 3	18		43,19	43,19	
Grad 4	14		43,21	43,21	
Grad 2	30			43,86	
Grad 6	12			45,04	45,04
Grad 5	5				49,90
Sig.		,493	,654	,501	,050

Tabelle 24: Rangfolgetest nach Duncan zur Bildung homogener Untergruppen des mRS bezüglich der MTT_{peak} [1/10 s] männlicher Patienten

SPSS verfügt über die Möglichkeit des optimalen Klassierens der abhängigen Variablen MTT_{peak} mit der Gruppenvariablen mRS. Es werden zwei Klassen ausgegeben. Jede Klasse wird nach dem Prinzip „Minimum ≤ MTT_{peak} < Maximum" berechnet (Tabelle 25). Der mittlere Grenzwert zwischen den beiden ausgegebenen Gruppen für das männliche Geschlecht liegt bei 41,87 [1/10 s]. Dieser Wert erscheint plausibler als der oben genannte Schwellenwert der CT-Perfusion männlicher Patienten. Bei Überschreitung dieser Schwelle ist die Gefahr einer langfristig schlechteren gesundheitlichen Erholung männlicher Patienten statistisch erhöht.

Klasse	Endpunkt Minimum	Endpunkt Maximum	Anzahl der Fälle nach Niveau von mRS							Gesamt
			Grad 0	Grad 1	Grad 2	Grad 3	Grad 4	Grad 5	Grad 6	
1	a	41,87	15	22	11	8	5	0	4	65
2	41,87	a	2	2	19	10	9	5	8	55
Anzahl			17	24	30	18	14	5	12	120

Tabelle 25: optimales Klassieren mit der abhängigen Variable MTT_{peak} [1/10 s] für männliche Patienten und der Gruppenvariable mRS

5.5. Gruppierung nach dem Fisher-Grad: MTT_{peak} und Outcome

Wie die Kapitel „5.2.3. Fisher-Grad und Outcome (mRS)" und „5.4.3. Fisher-Grad und MTT_{peak}" gezeigt haben, hat das Ausmaß der Blutung im CT einen statistischen Einfluss auf die MTT_{peak} und das Outcome. Eine Gruppierung des Zusammenhangs der MTT_{peak} und des langfristigen Erholungspotentials der Studienteilnehmer nach den Fisher-Graden 0 bis IV wird im Folgenden einer statistischen Betrachtung unterzogen.

Fisher-Grad 0:
Studienteilnehmer mit Fisher-Grad 0 erholen sich langfristig gut. Im CT ist zum Zeitpunkt der Aufnahme kein Blut sichtbar. 23 von 299 untersuchten Studienteilnehmern (7,7 %) erreichen eine langfristige Rehabilitation zwischen modified Rankin Scale 0 und 3 (Tabelle 26). 91,3 % der Patienten geben nach diagnostiziertem Fisher-Grad 0 ein langfristiges Outcome zwischen mRS 0 und 2 an. Keiner der 23 untersuchten Patienten gibt bei der Befragung einen mRS 4 bis 6 an (schwere Morbidität oder Mortalität). Der Median der MTT_{peak} für

mRS	Mittelwert	Median	σ	Anzahl N
Grad 0	31,95	31,75	7,66	5 (21,7%)
Grad 1	34,68	36,93	6,92	8 (34,8%)
Grad 2	38,75	39,50	4,95	8 (34,8%)
Grad 3	41,02	41,02	3,87	2 (8,7%)
Insges.	36,05	37,87	6,62	23 (100%)

Tabelle 26: Statistik der MTT_{peak} [1/10 s] für Fisher-Grad 0 und der Gruppenvariable mRS

den Fisher-Grad 0 liegt bei 37,87 [1/10 s]. Die Boxplots der Abbildung 19 lassen eine statistische Unterscheidung der mRS anhand der MTT_{peak} vermuten. Eine Varianzanalyse ergibt aufgrund der zu kleinen Patientenanzahl N in den Gruppen keine statistisch signifikanten Unterschiede (p = 0,195).

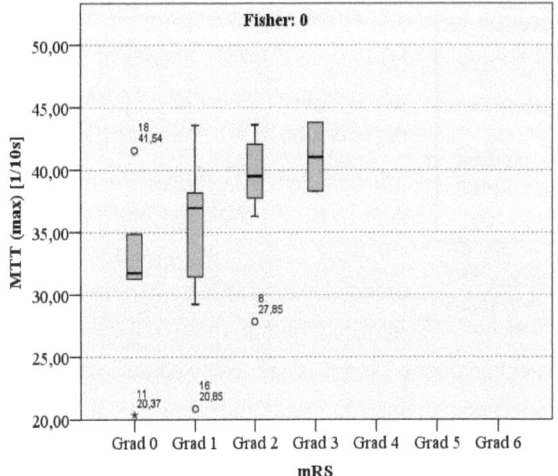

Abbildung 19: Boxplots der MTT$_{peak}$ für Fisher-Grad 0 und der Gruppenvariable mRS

Fisher-Grad I:

Studienteilnehmer mit Fisher-Grad I geben eine langfristig gute gesundheitliche Rehabilitation an. Im CT ist zum Zeitpunkt der Aufnahme ein lokal dünner Blutfilm sichtbar. 19 Studienteilnehmer (6,4 %) erlitten eine SAB Fisher-Grad I. Das langfristige Erholungspotential liegt zum Zeitpunkt der Befragung bei 94,7 % der Studienteilnehmer zwischen mRS 0 und 2 (Tabelle 27). Dies spricht für eine gute langfristige Erholung infolge der SAB. Der Median der MTT$_{peak}$ für den Fisher-Grad I liegt bei 38,91 [1/10 s]. Bei

mRS	Mittelwert	Median	σ	Anzahl N
Grad 0	38,01	36,98	5,54	8 (42,1%)
Grad 1	33,79	32,83	4,48	4 (21,1%)
Grad 2	43,29	43,12	6,25	6 (31,6%)
Grad 5	40,25	40,25	.	1 (5,2%)
Insges.	38,91	37,62	6,23	19 (100%)

Tabelle 27: Statistik der MTT$_{peak}$ [1/10 s] für Fisher-Grad I und der Gruppenvariable mRS

einer 71-jährigen Patientin mit WFNS-Grad II wird bei vorliegender SAB Fisher-Grad I ein modified Rankin Scale von 5 ermittelt (vgl. Kapitel 5.2.2.). Diese Patientin litt an einem ausgeprägten Hydrozephalus und hatte eine MTT$_{peak}$ von 40,25 [1/10 s].

Die Patienten mit Fisher-Grad I lassen sich anhand der MTT$_{peak}$ statistisch unterscheiden. Es werden aufgrund der zu kleinen Fallzahl (eine Patientin) in Grad 5 lediglich Grad 0 bis 2 betrachtet. Nach der Anova-Varianzanalyse zur Beurteilung der Gesamtsignifikanz liegt eine tendenziell signifikante Unterscheidung (p = 0,053 mit p

	mRS	N	Untergruppe für Alpha = 0.05.	
			1	2
Duncan	Grad 1	4	33,79	
	Grad 0	8	**38,02**	**38,02**
	Grad 2	6		43,29
	Signifikanz		,229	,138

Tabelle 28: Rangfolgetest nach Duncan zur Bildung homogener Untergruppen für Fisher-Grad I und der Gruppenvariable mRS bezüglich der MTT_{peak} [1/10 s]

≤ 0,06) der Gruppen des mRS anhand der MTT_{peak} vor. Multiple Vergleiche nach LSD ergeben eine statistisch signifikante Unterscheidung (p = 0,019) zwischen mRS 1 mit 33,79 ± 4,48 [1/10 s] und 2 mit 43,29 ± 6,25 [1/10 s] (Abbildung 20). Der mRS 0 mit 38,02 ± 5,54 [1/10 s] weist keine statistischen Unterschiede zu den beiden anderen Gruppen auf (p > 0,05). Der Rangfolgetest nach Duncan bildet zwei homogene Untergruppen, wobei Grad 0 mit 38,01 ± 5,54 [1/10 s] der Trennwert zwischen den beiden Untergruppen ist (Tabelle 28).

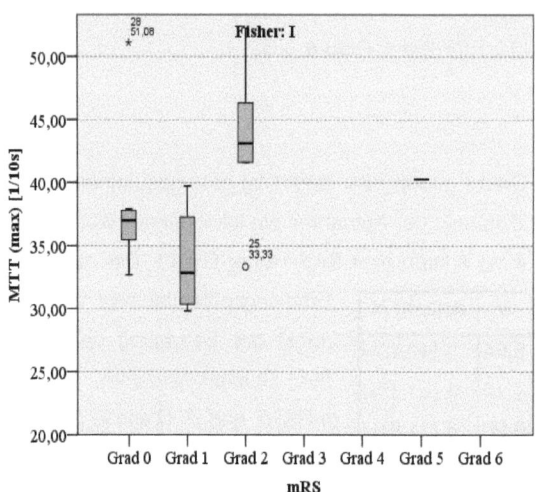

Abbildung 20: Boxplots der MTT_{peak} für Fisher-Grad I und der Gruppenvariable mRS

Fisher-Grad II:

Patienten mit Fisher-Grad II erholen sich mit vereinzelten Einschränkungen gut von einer Subarachnoidalblutung. Im CT ist zum Zeitpunkt der Aufnahme eine diffus dünne SAB (< 1mm) zu erkennen. 23 der nach ihrem modified Rankin Scale befragten Studienteilnehmer (7,7 %) erlitten eine SAB Fisher-Grad II. Das langfristige Erholungspotential liegt zum Zeitpunkt der Befragung bei 95,7 % zwischen mRS 0 und 3 (Tabelle 29). Bei 87 % der Studienteilnehmer mit Fisher-Grad II wird ein modified

mRS	Mittelwert	Median	σ	Anzahl N
Grad 0	36,50	35,29	7,59	6 (26,1%)
Grad 1	38,91	38,07	6,69	8 (34,8%)
Grad 2	43,98	44,09	6,14	6 (26,1%)
Grad 3	41,91	41,91	7,14	2 (8,7%)
Grad 6	39,89	39,89	.	1 (4,3%)
Insges.	39,91	39,78	6,83	23 (100%)

Tabelle 29: Statistik der MTT_{peak} [1/10 s] für Fisher-Grad II und der Gruppenvariable mRS

Rankin Scale zwischen 0 und 2 ermittelt. Der Median der MTT_{peak} für den Fisher-Grad II liegt bei 39,78 [1/10 s]. Eine 74-jährige Patientin verstarb (mRS 6) bei vorliegender SAB Fisher-Grad II. Bei dieser Patientin trat bei einem anfänglich guten WFNS-Grad I neben einem vorbestehenden Krebsleiden eine akute Blutungsanämie und Sepsis mit Organkomplikation auf. Ihre MTT_{peak} lag bei 39,89 [1/10 s]. Der modified Rankin Scale 0 bis 6 lässt sich aufgrund der zu kleinen Anzahl N der Studienteilnehmer nach der Varianzanalyse anhand der MTT_{peak} statistisch nicht unterscheiden (p = 0,298; Abbildung 21).

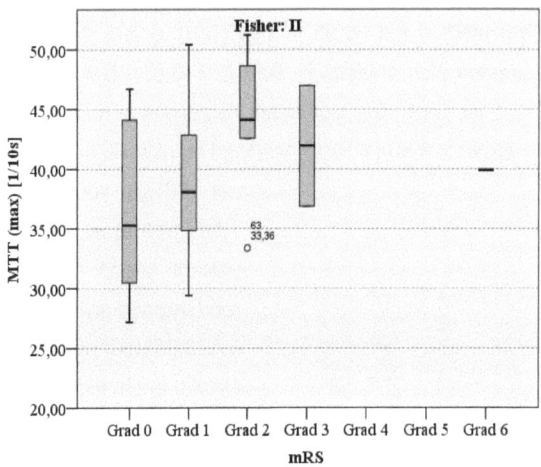

Abbildung 21: Boxplots der MTT_{peak} für Fisher-Grad II und der Gruppenvariable mRS

Fisher-Grad III:

Die langfristige gesundheitliche Rehabilitation von Studienteilnehmern mit Fisher-Grad III ist unterschiedlich. Bei 105 (35,1 %), nach ihrem langfristigen Erholungszustand befragten Studienteilnehmern wurde eine zisternale Tamponade (1 mm) nach SAB diagnostiziert. Das langfristige Erholungspotential bei Fisher-Grad III umfasst alle mRS 0 bis 6 (Tabelle 30). 88,5 % der Studienteilnehmer erreichen ein langfristi-

mRS	Mittelwert	Median	σ	Anzahl N
Grad 0	36,94	35,42	6,16	20 (19,0%)
Grad 1	38,14	39,13	6,54	21 (20,0%)
Grad 2	42,40	42,66	5,50	25 (23,8%)
Grad 3	42,77	44,20	6,22	19 (18,1%)
Grad 4	45,54	46,40	7,08	8 (7,6%)
Grad 5	42,13	41,65	7,59	5 (4,8%)
Grad 6	45,17	45,12	5,34	7 (6,7%)
Insges.	40,99	40,79	6,69	105(100%)

Tabelle 30: Statistik der MTT_{peak} [1/10 s] für Fisher-Grad III und der Gruppenvariable mRS

ges Erholungspotential zwischen mRS 0 und 4. Der Median der MTT_{peak} im Fisher-Grad III liegt bei 40,79 [1/10 s].

Die Patienten mit Fisher-Grad III lassen sich anhand der MTT_{peak} statistisch unterscheiden. Für die Gesamtvarianz gibt SPSS in der Anova-Varianzanalyse eine hoch signifikante Unterscheidung (p ≤ 0,001) der mRS anhand der MTT_{peak} aus. Multiple Vergleiche nach LSD zeigen statistische Unterschiede zwischen den mRS 0 bis 6 (Tabelle 31, Abbildung 22).

Modified Rankin Scale 0 und 1 unterscheiden sich statistisch von den restlichen Erholungsstufen. Die MTT_{peak} von mRS 0 mit 36,93 ± 6,15 [1/10 s] und mRS 1 mit 38,14 ± 6,53 [1/10 s] unterscheiden sich statistisch nicht (p > 0,05). Die in diesen beiden Graden erreichte MTT_{peak} ist statistisch signifikant kürzer als in mRS 2 bis 4 und 6 mit einer MTT_{peak} von ≥ 42,40 ± 5,50 [1/10 s]. Modified Rankin Scale 5 mit einer MTT_{peak} von 42,13 ± 7,59 [1/10 s] ist nicht signifikant gegen die anderen Gruppen abzugrenzen (p > 0,05) und aus diesem Grund auch nicht in Tabelle 31 einzeln betrachtet. Ursächlich für die unzureichende statistische Unterscheidung ist die kleine Gruppengröße N = 5 mit einer vergleichsweise großen Standardabweichung.

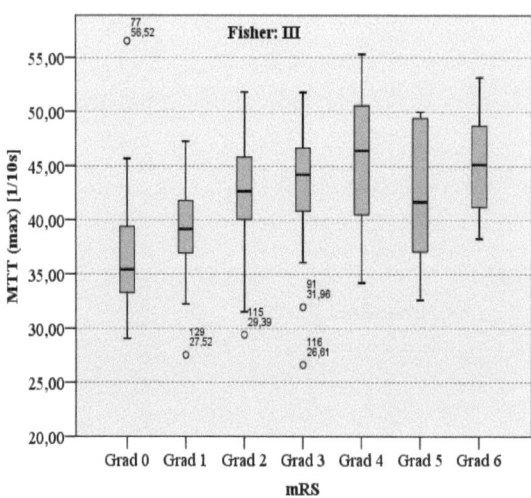

Abbildung 22: Boxplots der MTT_{peak} für Fisher-Grad III und der Gruppenvariable mRS

			Mittlere Differenz (I-J)	Standardfehler	Signifikanz	95%-Konfidenzintervall	
	(I) mRS	(J) mRS				Untergrenze	Obergrenze
LSD	Grad 0	Grad 1	-1,20540	1,93296	,534	-5,0413	2,6305
		Grad 2	**-5,46350***	**1,85599**	**,004**	**-9,1467**	**-1,7803**
		Grad 3	**-5,83771***	**1,98196**	**,004**	**-9,7709**	**-1,9046**
		Grad 4	**-8,60475***	**2,58806**	**,001**	**-13,7407**	**-3,4688**
		Grad 5	-5,19750	3,09332	,096	-11,3361	,9411
		Grad 6	**-8,23779***	**2,71689**	**,003**	**-13,6294**	**-2,8462**
	Grad 1	Grad 0	1,20540	1,93296	,534	-2,6305	5,0413
		Grad 2	**-4,25810***	**1,83128**	**,022**	**-7,8922**	**-,6240**
		Grad 3	**-4,63231***	**1,95884**	**,020**	**-8,5196**	**-,7451**
		Grad 4	**-7,39935***	**2,57039**	**,005**	**-12,5002**	**-2,2985**
		Grad 5	-3,99210	3,07855	,198	-10,1014	2,1172
		Grad 6	**-7,03238***	**2,70007**	**,011**	**-12,3906**	**-1,6742**
	Grad 2	**Grad 0**	**5,46350***	**1,85599**	**,004**	**1,7803**	**9,1467**
		Grad 1	**4,25810***	**1,83128**	**,022**	**,6240**	**7,8922**
		Grad 3	-,37421	1,88293	,843	-4,1108	3,3624
		Grad 4	-3,14125	2,51303	,214	-8,1283	1,8458
		Grad 5	,26600	3,03082	,930	-5,7486	6,2806
		Grad 6	-2,77429	2,64552	,297	-8,0242	2,4757
	Grad 3	**Grad 0**	**5,83771***	**1,98196**	**,004**	**1,9046**	**9,7709**
		Grad 1	**4,63231***	**1,95884**	**,020**	**,7451**	**8,5196**
		Grad 2	,37421	1,88293	,843	-3,3624	4,1108
		Grad 4	-2,76704	2,60744	,291	-7,9414	2,4073
		Grad 5	,64021	3,10956	,837	-5,5306	6,8110
		Grad 6	-2,40008	2,73537	,382	-7,8283	3,0282
	Grad 4	**Grad 0**	**8,60475***	**2,58806**	**,001**	**3,4688**	**13,7407**
		Grad 1	**7,39935***	**2,57039**	**,005**	**2,2985**	**12,5002**
		Grad 2	3,14125	2,51303	,214	-1,8458	8,1283
		Grad 3	2,76704	2,60744	,291	-2,4073	7,9414
		Grad 5	3,40725	3,52693	,336	-3,5918	10,4063
		Grad 6	,36696	3,20189	,909	-5,9871	6,7210
	Grad 6	**Grad 0**	**8,23779***	**2,71689**	**,003**	**2,8462**	**13,6294**
		Grad 1	**7,03238***	**2,70007**	**,011**	**1,6742**	**12,3906**
		Grad 2	2,77429	2,64552	,297	-2,4757	8,0242
		Grad 3	2,40008	2,73537	,382	-3,0282	7,8283
		Grad 4	-,36696	3,20189	,909	-6,7210	5,9871
		Grad 5	3,04029	3,62253	,403	-4,1485	10,2291

Tabelle 31: Mehrfachvergleiche der spezifischen MTT_{peak} [1/10 s] für Fisher-Grad III und der Gruppenvariable mRS nach LSD (I = Ausgangsgruppe; J = Vergleichsgruppe; */Fettdruck = $p \leq 0{,}05$)

Fisher-Grad IV:

Die Wahrscheinlichkeit einer langfristig schlechten gesundheitlichen Erholung von Studienteilnehmern mit Fisher-Grad IV ist statistisch erhöht. Bei 129 der befragten Studienteilnehmer (43,1 %) stellt sich im Computertomographen eine intraparenchymatöse oder intraventrikuläre Einblutung mit oder ohne SAB dar. Das Erholungspotential bei Fisher-Grad IV umfasst alle Stufen des mRS (Tabelle 32). 40,3 % der Patienten erreichen ein gesundheitliches Outcome, das mit schwerer Morbidität oder Mortalität assoziiert ist (mRS 4 bis 6). Lediglich 5,4 % der Studienteilnehmer mit Fisher-Grad IV sind langfristig symptomlos (mRS 0). Der Median der MTT$_{peak}$ liegt bei 41,08 [1/10 s].

mRS	Mittelwert	Median	σ	Anzahl N
Grad 0	36,13	37,07	4,25	7 (5,4%)
Grad 1	35,03	36,22	6,07	12 (9,3%)
Grad 2	39,60	38,88	5,95	30 (23,3%)
Grad 3	42,84	42,30	7,76	28 (21,7%)
Grad 4	43,08	42,75	6,40	18 (13,9%)
Grad 5	46,38	45,02	7,28	9 (7,0%)
Grad 6	45,11	45,95	7,06	25 (19,4%)
Insges.	41,72	41,08	7,36	129(100%)

Tabelle 32: Statistik der MTT$_{peak}$ [1/10 s] für Fisher-Grad IV und der Gruppenvariable mRS

Die Patienten mit Fisher-Grad IV lassen sich anhand der MTT$_{peak}$ statistisch unterscheiden. Für die Gesamtvarianz gibt SPSS in der Anova-Varianzanalyse eine hoch signifikante Unterscheidung ($p \leq 0,001$) der mRS anhand der MTT$_{peak}$ aus. Multiple Vergleiche nach LSD zeigen statistische Unterschiede zwischen den mRS 0 bis 6 (Tabelle 33, Abbildung 23).

Modified Rankin Scale 0 und 1 unterscheiden sich statistisch von den restlichen Erholungsstufen. Ähnlich wie bei der Betrachtung von Fisher-Grad III sind die MTT$_{peak}$ von modified Rankin Scale 0 mit 36,13 ± 4,25 [1/10 s] und 1 mit 35,03 ± 6,07 [1/10 s] statistisch nicht zu unterscheiden ($p > 0,05$). Studienteilnehmer mit mRS 0 erreichen eine signifikant niedrigere MTT$_{peak}$ als mRS 3 bis 6 mit $\geq$ 42,84 ± 7,76 [1/10 s]. Keine statistische Unterscheidung besteht zu mRS 2 mit 39,60 ± 5,95 [1/10 s]. Modified Rankin Scale 1 weist eine signifikant niedrigere MTT$_{peak}$ als mRS 2 bis 6 mit $\geq$ 39,60 ± 5,95 [1/10 s] auf. mRS 2 ist statistisch gegen mRS 5 und 6 mit einer MTT$_{peak}$ $\geq$ 45,02 ± 7,28 [1/10 s] abzugrenzen.

			Mittlere Differenz (I-J)	Standardfehler	Signifikanz	95%-Konfidenzintervall	
	(I) mRS	(J) mRS				Untergrenze	Obergrenze
LSD	Grad 0	Grad 1	1,09881	3,18867	,731	-5,2135	7,4111
		Grad 2	-3,47552	2,81425	,219	-9,0466	2,0956
		Grad 3	**-6,71571***	**2,83320**	**,019**	**-12,3243**	**-1,1071**
		Grad 4	**-6,94952***	**2,98646**	**,022**	**-12,8615**	**-1,0375**
		Grad 5	**-10,25286***	**3,37879**	**,003**	**-16,9415**	**-3,5642**
		Grad 6	**-8,98766***	**2,86700**	**,002**	**-14,6632**	**-3,3121**
	Grad 1	Grad 0	-1,09881	3,18867	,731	-7,4111	5,2135
		Grad 2	**-4,57433***	**2,29005**	**,048**	**-9,1077**	**-,0409**
		Grad 3	**-7,81452***	**2,31330**	**,001**	**-12,3939**	**-3,2351**
		Grad 4	**-8,04833***	**2,49865**	**,002**	**-12,9947**	**-3,1020**
		Grad 5	**-11,35167***	**2,95644**	**,000**	**-17,2042**	**-5,4991**
		Grad 6	**-10,08647***	**2,35457**	**,000**	**-14,7476**	**-5,4254**
	Grad 2	Grad 0	3,47552	2,81425	,219	-2,0956	9,0466
		Grad 1	**4,57433***	**2,29005**	**,048**	**,0409**	**9,1077**
		Grad 3	-3,24019	1,76176	,068	-6,7278	,2474
		Grad 4	-3,47400	1,99892	,085	-7,4311	,4831
		Grad 5	**-6,77733***	**2,54813**	**,009**	**-11,8216**	**-1,7330**
		Grad 6	**-5,51213***	**1,81561**	**,003**	**-9,1063**	**-1,9180**
	Grad 3	**Grad 0**	**6,71571***	**2,83320**	**,019**	**1,1071**	**12,3243**
		Grad 1	**7,81452***	**2,31330**	**,001**	**3,2351**	**12,3939**
		Grad 2	3,24019	1,76176	,068	-,2474	6,7278
		Grad 4	-,23381	2,02552	,908	-4,2435	3,7759
		Grad 5	-3,53714	2,56905	,171	-8,6228	1,5485
		Grad 6	-2,27194	1,84485	,221	-5,9240	1,3801
	Grad 4	**Grad 0**	**6,94952***	**2,98646**	**,022**	**1,0375**	**12,8615**
		Grad 1	**8,04833***	**2,49865**	**,002**	**3,1020**	**12,9947**
		Grad 2	3,47400	1,99892	,085	-,4831	7,4311
		Grad 3	,23381	2,02552	,908	-3,7759	4,2435
		Grad 5	-3,30333	2,73714	,230	-8,7218	2,1151
		Grad 6	-2,03813	2,07253	,327	-6,1409	2,0646
	Grad 5	**Grad 0**	**10,25286***	**3,37879**	**,003**	**3,5642**	**16,9415**
		Grad 1	**11,35167***	**2,95644**	**,000**	**5,4991**	**17,2042**
		Grad 2	**6,77733***	**2,54813**	**,009**	**1,7330**	**11,8216**
		Grad 3	3,53714	2,56905	,171	-1,5485	8,6228
		Grad 4	3,30333	2,73714	,230	-2,1151	8,7218
		Grad 6	1,26520	2,60627	,628	-3,8942	6,4246
	Grad 6	**Grad 0**	**8,98766***	**2,86700**	**,002**	**3,3121**	**14,6632**
		Grad 1	**10,08647***	**2,35457**	**,000**	**5,4254**	**14,7476**
		Grad 2	**5,51213***	**1,81561**	**,003**	**1,9180**	**9,1063**
		Grad 3	2,27194	1,84485	,221	-1,3801	5,9240
		Grad 4	2,03813	2,07253	,327	-2,0646	6,1409
		Grad 5	-1,26520	2,60627	,628	-6,4246	3,8942

Tabelle 33: Mehrfachvergleiche der spezifischen MTT_{peak} [1/10 s] für Fisher-Grad IV und der Gruppenvariable mRS nach LSD (I = Ausgangsgruppe; J = Vergleichsgruppe; */Fettdruck = p ≤ 0,05)

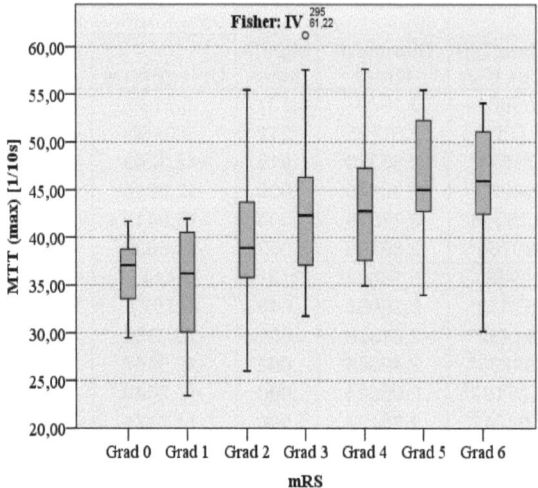

Abbildung 23: Boxplots der MTT$_{peak}$ für Fisher-Grad IV und der Gruppenvariable mRS

Rückblickend weisen Patienten mit Fisher-Grad 0 bis II infolge einer SAB vor allem eine langfristig gute gesundheitliche Rehabilitation zwischen modified Rankin Scale 0 und 2 auf. Ab einem Fisher-Grad III liegt das langfristige Outcome zwischen mRS 0 und 6. Ein schlechtes langfristiges Outcome stellt sich nach Fisher-Grad IV ein. Der Perfusionsparamter MTT$_{peak}$ erweist sich auch nach Gruppierung mit dem Fisher-Grad als Prädiktor für die langfristige gesundheitliche Erholung.

5.6. Gruppierung nach dem WFNS-Grad: MTT$_{peak}$ und Outcome

In den Kapiteln „5.2.4. WFNS-Grad und Outcome (mRS)" und „5.4.4. WFNS-Grad und MTT$_{peak}$" wird gezeigt, dass der gesundheitliche Zustand bei Aufnahme nach SAB einen statistischen Einfluss auf die MTT$_{peak}$ und das Outcome hat. Eine Gruppierung des Zusammenhangs der MTT$_{peak}$ und des langfristigen Erholungspotentials der Studienteilnehmer nach dem WFNS-Grad wird im Folgenden statistisch betrachtet.

WFNS-Grad I:

Die überwiegende Anzahl der Studienteilnehmer mit WFNS-Grad I zeigt langfristig eine gute gesundheitliche Rehabilitation. Bei 88 der befragten Studienteilnehmer (38,1 %) ist bei Aufnahme nach SAB ein Glasgow Coma Scale von 15 ohne motorische Ausfälle zu beobachten. 80,7 % der Studienteilnehmer mit WFNS-Grad I erreichen einen modified Rankin Scale zwischen 0 und 2 (Tabelle 34). Der Median bei WFNS I liegt bei 40,28 [1/10 s].

mRS	Mittelwert	Median	σ	Anzahl N
Grad 0	37,62	36,49	6,29	20 (22,7%)
Grad 1	39,06	39,13	5,18	21 (23,9%)
Grad 2	41,18	41,70	5,33	30 (34,1%)
Grad 3	44,17	44,36	3,61	7 (7,9%)
Grad 4	46,83	50,52	7,52	5 (5,7%)
Grad 6	44,68	45,12	4,52	5 (5,7%)
Insges.	40,62	40,28	5,97	88 (100%)

Tabelle 34: Statistik der MTT_{peak} [1/10 s] für WFNS-Grad I und dem mRS

Die Studienteilnehmer mit WFNS-Grad I lassen sich anhand der MTT_{peak} statistisch unterscheiden. Für die Gesamtvarianz gibt SPSS in der Anova-Varianzanalyse eine signifikante Unterscheidung (p = 0,003) der mRS anhand der MTT_{peak} aus. Multiple Vergleiche nach LSD zeigen statistische Unterschiede zwischen den mRS (Tabelle 35, Abbildung 24).
Patienten mit mRS 0 und 1 unterscheiden sich statistisch von den restlichen mRS. Ähnlich wie bei der Untersuchung der Fisher-Grade III und IV (vgl. Kapitel 5.5.) lassen sich modified Rankin Scale 0 mit 37,62 ± 6,29 [1/10 s] und mRS 1 mit 39,06 ± 5,18 [1/10 s] in Bezug auf ihre MTT_{peak} nicht signifikant abgrenzen (p > 0,05). mRS 0 zeigt eine signifikant kürzere MTT_{peak} als mRS 2 bis 6 mit ≥ 41,18 ± 5,33 [1/10 s]. Studienteilnehmer mit mRS 1 erreichen eine signifikant kürzere MTT_{peak} als mRS 3 bis 6 mit ≥ 44,17 ± 3,61 [1/10 s]. mRS 2 ist statistisch gegen mRS 4 mit einer MTT_{peak} von 46,83 ± 7,52 [1/10 s] abzugrenzen.

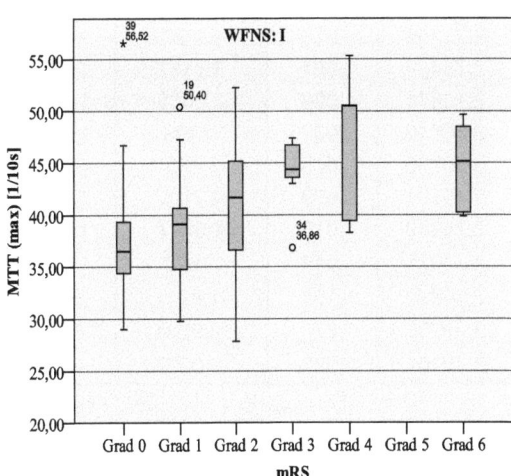

Abbildung 24: Boxplots der MTT_{peak} für WFNS-Grad I und der Gruppenvariable mRS

Patienten mit geringem Primärschaden bei Aufnahme (WFNS I) erreichen mit einer mittleren $MTT_{peak} \geq 41,18$ [1/10 s] ein statistisch schlechteres Outcome ($\geq$ mRS 2).

(I) mRS	(J) mRS	Mittlere Differenz (I-J)	Standardfehler	Signifikanz	95%-Konfidenzintervall Untergrenze	95%-Konfidenzintervall Obergrenze
Grad 0	Grad 1	-1,43614	1,72460	,407	-4,8669	1,9946
	Grad 2	-3,56200*	1,59342	,028	-6,7318	-,3922
	Grad 3	-6,54757*	2,42403	,008	-11,3697	-1,7254
	Grad 4	-9,20700*	2,75989	,001	-14,6973	-3,7167
	Grad 6	-7,05500*	2,75989	,012	-12,5453	-1,5647
Grad 1	Grad 0	1,43614	1,72460	,407	-1,9946	4,8669
	Grad 2	-2,12586	1,57049	,180	-5,2501	,9984
	Grad 3	-5,11143*	2,40903	,037	-9,9037	-,3191
	Grad 4	-7,77086*	2,74671	,006	-13,2349	-2,3068
	Grad 6	-5,61886*	2,74671	,044	-11,0829	-,1548
Grad 2	Grad 0	3,56200*	1,59342	,028	,3922	6,7318
	Grad 1	2,12586	1,57049	,180	-,9984	5,2501
	Grad 3	-2,98557	2,31693	,201	-7,5947	1,6235
	Grad 4	-5,64500*	2,66630	,037	-10,9491	-,3409
	Grad 6	-3,49300	2,66630	,194	-8,7971	1,8111
Grad 3	Grad 0	6,54757*	2,42403	,008	1,7254	11,3697
	Grad 1	5,11143*	2,40903	,037	,3191	9,9037
	Grad 2	2,98557	2,31693	,201	-1,6235	7,5947
	Grad 4	-2,65943	3,23205	,413	-9,0890	3,7701
	Grad 6	-,50743	3,23205	,876	-6,9370	5,9221
Grad 4	Grad 0	9,20700*	2,75989	,001	3,7167	14,6973
	Grad 1	7,77086*	2,74671	,006	2,3068	13,2349
	Grad 2	5,64500*	2,66630	,037	,3409	10,9491
	Grad 3	2,65943	3,23205	,413	-3,7701	9,0890
	Grad 6	2,15200	3,49101	,539	-4,7927	9,0967
Grad 6	Grad 0	7,05500*	2,75989	,012	1,5647	12,5453
	Grad 1	5,61886*	2,74671	,044	,1548	11,0829
	Grad 2	3,49300	2,66630	,194	-1,8111	8,7971
	Grad 3	,50743	3,23205	,876	-5,9221	6,9370
	Grad 4	-2,15200	3,49101	,539	-9,0967	4,7927

Tabelle 35: Mehrfachvergleiche der spezifischen MTT_{peak} [1/10 s] für WFNS-Grad I und der Gruppenvariable mRS nach LSD (I = Ausgangsgruppe; J = Vergleichsgruppe; */Fettdruck = $p \leq 0,05$)

WFNS-Grad II:

Die überwiegende Anzahl der Studienteilnehmer mit WFNS-Grad II zeigt langfristig eine gute gesundheitliche Erholung mit vereinzelten Einschränkungen. Bei 39 der nach ihrem langfristigen Outcome befragten Studienteilnehmer (16,9 %) wurde bei Aufnahme nach SAB ein Glasgow Coma Scale von 13 bis 14 ohne motorische Ausfälle diagnostiziert. 82,1 % mit WFNS-Grad II erreichen eine langfristige Rehabilitation von modified Rankin Scale 0 bis 3 (Tabelle 36). Auffallend ist eine 64-jährige Patientin. Sie verstarb nach SAB mit einer MTT_{peak} von 31,67 [1/10 s]. Ursächlich war ein Darminfarkt nach Dünndarmresektion.

mRS	Mittelwert	Median	σ	Anzahl N
Grad 0	37,37	36,61	3,75	8 (20,5%)
Grad 1	34,58	34,03	4,70	6 (15,4%)
Grad 2	40,68	40,14	5,38	10 (25,6%)
Grad 3	38,70	38,85	5,25	8 (20,5%)
Grad 4	43,82	42,64	4,85	3 (7,7%)
Grad 5	44,88	45,02	4,57	3 (7,7%)
Grad 6	31,67	31,67	.	1 (2,6%)
Insges.	38,99	39,67	5,49	39 (100%)

Tabelle 36: Statistik der MTT_{peak} [1/10 s] für WFNS-Grad II und der Gruppenvariable mRS

Es ist nicht zu eruieren, ob dies in Zusammenhang mit der SAB stand. Der Median bei WFNS II liegt bei 39,67 [1/10 s] und damit sogar leicht niedriger als der Median des WFNS-Grades I mit 40,28 [1/10 s].

Die Studienteilnehmer mit WFNS-Grad II lassen sich anhand der MTT_{peak} statistisch unterscheiden. Für die Gesamtvarianz gibt SPSS in der Anova-Varianzanalyse eine signifikante Unterscheidung (p = 0,029) der mRS anhand der MTT_{peak} aus. Multiple Vergleiche nach LSD zeigen statistische Unterschiede zwischen den mRS (Tabelle 37, Abbildung 25). Der mRS 6 wird nur durch einen Patienten repräsentiert. Dieser mRS kann bei den Mehrfachvergleichen nicht betrachtet werden (Minimum: zwei Werte).

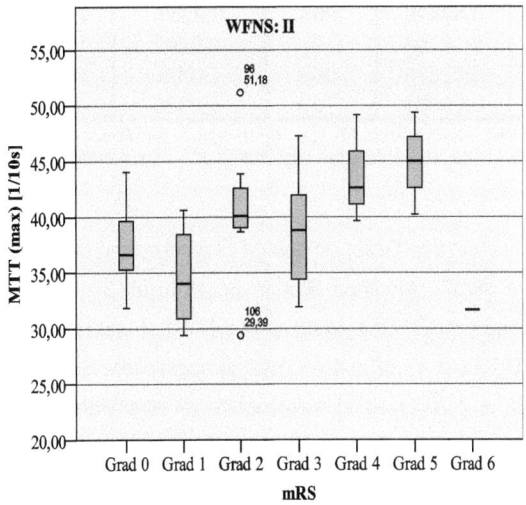

Abbildung 25: Boxplots der MTT_{peak} für WFNS-Grad II und der Gruppenvariable mRS

(I) mRS	(J) mRS	Mittlere Differenz (I-J)	Standardfehler	Signifikanz	95%-Konfidenzintervall Untergrenze	95%-Konfidenzintervall Obergrenze
Grad 0	Grad 1	2,79583	2,61520	,293	-2,5311	8,1228
	Grad 2	-3,30350	2,29695	,160	-7,9822	1,3752
	Grad 3	-1,32500	2,42120	,588	-6,2568	3,6068
	Grad 4	**-6,44750**	**3,27832**	**,058**	**-13,1252**	**,2302**
	Grad 5	**-7,50750***	**3,27832**	**,029**	**-14,1852**	**-,8298**
Grad 1	Grad 0	-2,79583	2,61520	,293	-8,1228	2,5311
	Grad 2	**-6,09933***	**2,50061**	**,020**	**-11,1929**	**-1,0058**
	Grad 3	-4,12083	2,61520	,125	-9,4478	1,2061
	Grad 4	**-9,24333***	**3,42410**	**,011**	**-16,2180**	**-2,2687**
	Grad 5	**-10,30333***	**3,42410**	**,005**	**-17,2780**	**-3,3287**
Grad 2	Grad 0	3,30350	2,29695	,160	-1,3752	7,9822
	Grad 1	**6,09933***	**2,50061**	**,020**	**1,0058**	**11,1929**
	Grad 3	1,97850	2,29695	,395	-2,7002	6,6572
	Grad 4	-3,14400	3,18766	,331	-9,6371	3,3491
	Grad 5	-4,20400	3,18766	,197	-10,6971	2,2891
Grad 3	Grad 0	1,32500	2,42120	,588	-3,6068	6,2568
	Grad 1	4,12083	2,61520	,125	-1,2061	9,4478
	Grad 2	-1,97850	2,29695	,395	-6,6572	2,7002
	Grad 4	-5,12250	3,27832	,128	-11,8002	1,5552
	Grad 5	-6,18250	3,27832	,068	-12,8602	,4952
Grad 4	Grad 0	**6,44750**	**3,27832**	**,058**	**-,2302**	**13,1252**
	Grad 1	**9,24333***	**3,42410**	**,011**	**2,2687**	**16,2180**
	Grad 2	3,14400	3,18766	,331	-3,3491	9,6371
	Grad 3	5,12250	3,27832	,128	-1,5552	11,8002
	Grad 5	-1,06000	3,95381	,790	-9,1136	6,9936
Grad 5	Grad 0	**7,50750***	**3,27832**	**,029**	**,8298**	**14,1852**
	Grad 1	**10,30333***	**3,42410**	**,005**	**3,3287**	**17,2780**
	Grad 2	4,20400	3,18766	,197	-2,2891	10,6971
	Grad 3	6,18250	3,27832	,068	-,4952	12,8602
	Grad 4	1,06000	3,95381	,790	-6,9936	9,1136

Tabelle 37: Mehrfachvergleiche der spezifischen MTT$_{peak}$ [1/10 s] für WFNS-Grad II und der Gruppenvariable mRS nach LSD (I = Ausgangsgruppe; J = Vergleichsgruppe; */Fettdruck = p ≤ 0,05)

Schwankungen der MTT$_{peak}$ zwischen den Gruppen des mRS erschweren eine statistische Unterscheidung (Tabelle 36/37). Modified Rankin Scale 0 mit 37,37 ± 3,75 [1/10 s] lässt sich statistisch gegen mRS 5 mit 44,88 ± 4,56 [1/10 s] und tendenziell signifikant (p ≤ 0,06) gegen mRS 4 mit 43,82 ± 4,85 [1/10 s] abgrenzen. Studienteilnehmer mit mRS 1 und 34,58 ± 4,70 [1/10 s] erreichen eine signifikant kürzere MTT$_{peak}$ als mRS 2, 4 und 5 mit ≥ 40,67 ± 5,38 [1/10 s]. Weitere Unterscheidungen bezüglich der MTT$_{peak}$ sind statistisch nicht signifikant (p > 0,05).

WFNS-Grad III:

Die überwiegende Anzahl der Studienteilnehmer mit WFNS-Grad III zeigt langfristig eine mittlere gesundheitliche Erholung mit leichter bis mäßiger Behinderung. Bei 22 der nach ihrem langfristigen Outcome befragten Studienteilnehmer (9,5 %) wurde bei Aufnahme nach SAB ein Glasgow Coma Scale von 13 bis 14 mit motorischen Ausfällen oder Aphasie festgestellt. 81,8 % der Studienteilnehmer mit WFNS-Grad III erreichen einen modified Rankin Scale zwischen 1 und 3 (Tabelle 38). Ein langfristiger gesundheitlicher Erholungszustand von mRS 4 oder 5 wird von keinem der Studienteilnehmer angegeben. Zwei der Studienteilnehmer hatten eine stark pathologisch verlängerte MTT_{peak} von 48,05 [1/10 s] und verstarben. Der Median bei WFNS III liegt bei 42,15 [1/10 s] und damit höher als der Median des WFNS-Grad I und II ($MTT_{peak} \leq 40,28$ [1/10 s]).

mRS	Mittelwert	Median	σ	Anzahl N
Grad 0	32,62	32,62	2,23	2 (9,1%)
Grad 1	34,75	36,86	8,29	5 (22,7%)
Grad 2	41,04	40,25	6,16	5 (22,7%)
Grad 3	42,72	43,71	5,82	8 (36,4%)
Grad 6	48,05	48,05	7,76	2 (9,1%)
Insges.	40,09	42,15	7,46	22 (100%)

Tabelle 38: Statistik der MTT_{peak} [1/10 s] für WFNS-Grad III und der Gruppenvariable mRS

Laut der Varianzanalyse ist eine statistische Unterscheidung (p = 0,075) des mRS anhand der MTT_{peak} nicht möglich. Aus diesem Grund werden auf multiple Vergleiche der Gruppenpaare verzichtet. Die fehlende Varianz liegt in der teilweise zu kleinen Gruppengröße des mRS (N = 2) und der hohen Standardabweichung einzelner Gruppen begründet. Die visuelle Betrachtung der Boxplots deutet eine Unterscheidung der Gruppen in Bezug auf die MTT_{peak} an (Abbildung 26).

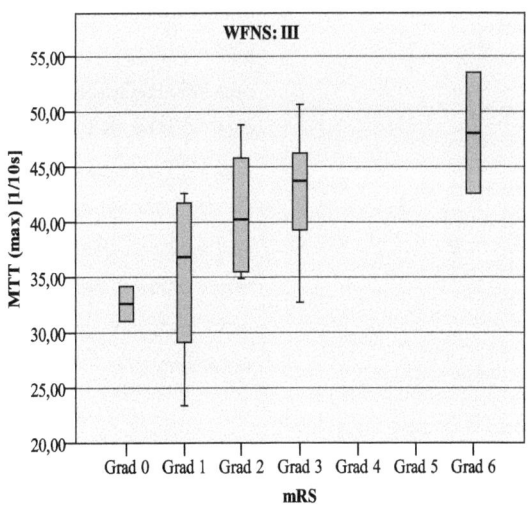

Abbildung 26: Boxplots der MTT_{peak} für WFNS-Grad III und der Gruppenvariable mRS

WFNS-Grad IV:

Die Patienten mit WFNS-Grad IV zeigen langfristig eine schlechte gesundheitliche Rehabilitation mit einem hohen Anteil an Morbidität und Mortalität. Bei 32 der befragten Studienteilnehmer (13,9 %) wurde bei Aufnahme nach SAB ein Glasgow Coma Scale von 7 bis 12 mit fehlenden oder vorhandenen motorischen Ausfällen diagnostiziert. Infolge eines WFNS-Grades IV erreichen die Patienten einen modified Rankin Scale zwischen Grad 0 bis 6 (Tabelle 39). Schwere Morbidität und Mortalität sind bei 43,7 % der Studienteilnehmer zu finden (mRS 4 bis 6). 21,9 % verstarben im späteren Verlauf nach SAB. Lediglich einer der befragten Studienteilnehmer mit einer MTT$_{peak}$ von 32,78 [1/10 s] gibt einen symptomlosen Erholungszustand an (mRS 0).

mRS	Mittelwert	Median	σ	Anzahl N
Grad 0	32,78	32,78	.	1 (3,1%)
Grad 1	34,71	38,20	9,03	6 (18,8%)
Grad 2	41,04	39,05	5,86	5 (15,6%)
Grad 3	41,76	40,29	8,90	6 (18,8%)
Grad 4	39,04	37,61	3,86	5 (15,6%)
Grad 5	40,88	40,88	1,10	2 (6,2%)
Grad 6	40,83	42,07	4,84	7 (21,9%)
Insges.	39,36	38,79	6,68	32 (100%)

Tabelle 39: Statistik der MTT$_{peak}$ [1/10 s] für WFNS-Grad IV und der Gruppenvariable mRS

Der Median des WFNS-Grades IV liegt bei 38,79 [1/10 s]. Er ist kürzer als der Median der WFNS-Grade I bis III. Die MTT$_{peak}$ der Studienteilnehmer mit WFNS-Grad IV unterscheidet sich nicht signifikant (p > 0,05) von den WFNS-Graden I bis III (vgl. Kapitel 5.4.4. WFNS und MTT$_{peak}$). Laut der Varianzanalyse ist eine statistische Unterscheidung des mRS anhand der MTT$_{peak}$ nicht möglich (p > 0,05; Abbildung 27).

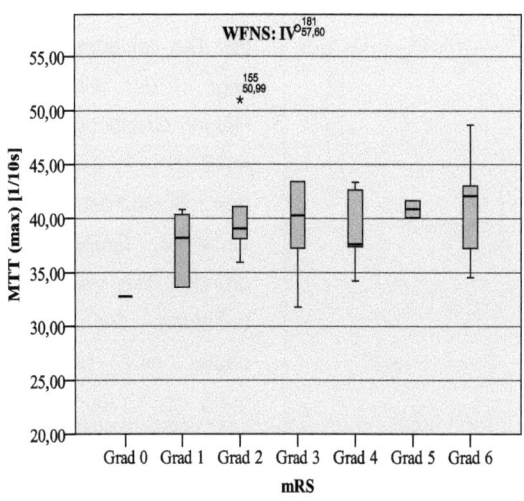

Abbildung 27: Boxplots der MTT$_{peak}$ für WFNS-Grad IV und der Gruppenvariable mRS

WFNS-Grad V:

Die Patienten mit WFNS-Grad V zeigen langfristig eine schlechte gesundheitliche Rehabilitation mit einem hohen Anteil an Morbidität und Mortalität. Bei 50 der befragten Studienteilnehmer (21,6 %) wurde bei Aufnahme nach SAB ein Glasgow Coma Scale von 3 bis 6 mit fehlenden oder vorhandenen motorischen Ausfällen beobachtet. Infolge eines WFNS-Grades V erreichen 92 % der Patienten einen modified Rankin Scale 2 bis 6 (Tabelle 40). Schwere Morbidität und Mortalität ist bei 62 % der Studienteilnehmer zu finden (mRS 4 bis 6). Lediglich ein Patient erreicht mit einer MTT_{peak} von 31,26 [1/10 s] einen symptomlosen langfristigen Erholungszustand. Der Median der MTT_{peak} in WFNS-Grad V liegt bei 44,65 [1/10 s] und ist damit statistisch signifikant länger als in WFNS-Grad I bis IV (vgl. Kapitel 5.4.4. WFNS und MTT_{peak}).

mRS	Mittelwert	Median	σ	Anzahl N
Grad 0	31,26	31,26	.	1 (2%)
Grad 1	37,22	35,63	3,72	3 (6%)
Grad 2	43,68	45,02	10,03	6 (12%)
Grad 3	43,33	41,70	8,13	9 (18%)
Grad 4	45,40	46,28	7,06	11 (22%)
Grad 5	43,08	42,88	8,23	8 (16%)
Grad 6	48,53	50,95	5,62	12 (24%)
Insges.	44,43	44,66	7,76	50 (100%)

Tabelle 40: Statistik der MTT_{peak} [1/10 s] für WFNS-Grad V und der Gruppenvariable mRS

Laut der Varianzanalyse ist eine statistische Unterscheidung des mRS anhand der MTT_{peak} nicht möglich (p > 0,05). Die fehlende Varianz ist ursächlich in der teilweise zu kleinen Gruppengröße des mRS (N = 3) und der hohen Standardabweichung der einzelnen Gruppen (Tabelle 40). Die Boxplots der MTT_{peak} deuten zumindest eine statistische Unterscheidung zwischen mRS 1 und 6 an (Abbildung 28).

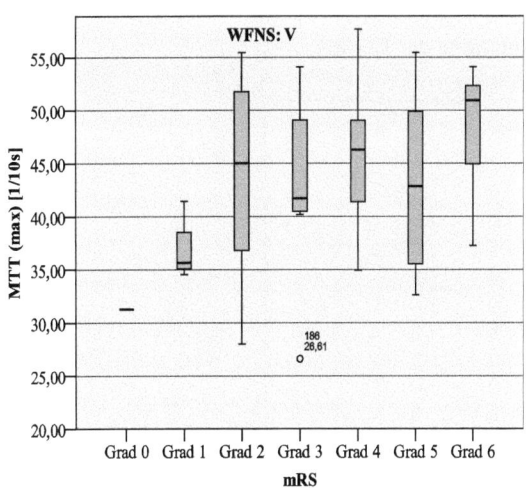

Abbildung 28: Boxplots der MTT_{peak} für WFNS-Grad V und der Gruppenvariable mRS

Infolge eines diagnostizierten WFNS-Grades I bis III wird bei der Befragung, abhängig von der MTT$_{peak}$, statistisch häufiger ein langfristiges Outcome von modified Rankin Scale 0 bis 2, vereinzelt auch von mRS 3, angegeben. WFNS-Grad IV und V sind mit einem schlechten Erholungspotential assoziiert. Je nach Primärschaden infolge der SAB deutet eine verlängerte MTTpeak in der Frühphase auf eine langfristig schlechte Rehabilitation hin.

5.7. MTT$_{peak}$ und T$_{max}$

Die beiden CT-Perfusionsparameter MTT$_{peak}$ und T$_{max}$ zeigen einen statistischen Zusammenhang. Es liegt laut der Korrelationsanalyse nach Spearman eine mittlere Korrelation vor (r = 0,610). Diese ist hoch signifikant (p ≤ 0,001). Trägt man MTT$_{peak}$ und T$_{max}$ in einem Streudiagramm gegen den modified Rankin Scale auf, zeigt sich ein ähnlicher Verlauf der beiden Interpolationslinien (Abbildung 29). Die deskriptive Statistik (Tabelle 41) zeigt eine höhere Standardabweichung (σ) der T$_{max}$ im Vergleich zur MTT$_{peak}$. Auch die Unterschiede zwischen Mittelwert und Median weisen auf eine höhere Streuung bzw. Schwankung der Perfusionswerte der T$_{max}$ hin.

	MTT$_{peak}$ [1/10 s]	T$_{max}$ [1/10 s]
Mittelwert	40,65	21,30
Median	40,35	18,70
σ	7,20	9,17
Anzahl N	312	312

Tabelle 41: Statistik der MTT$_{peak}$ und T$_{max}$ [1/10 s] für die 312 Studienteilnehmer

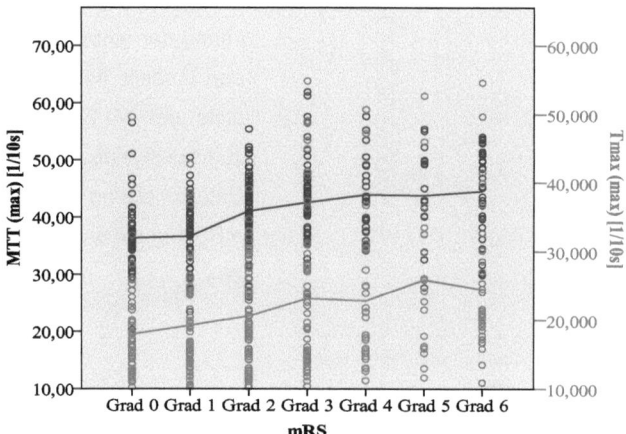

Abbildung 29: Streudiagramm der MTT$_{peak}$ und T$_{max}$ bezüglich des mRS

5.8. Untersuchung und Betrachtung des CT-Perfusionsparameters T_{max}

Das sprunghafte Verhalten der T_{max} macht den Parameter nach Turowski et al. wenig geeignet für eine frühe Diagnose zerebraler Zirkulationsstörungen (1). Vergleichende Analysen der beiden Perfusionsparameter MTT und T_{max} in SPSS zeigen, dass die T_{max} einen geringeren statistischen Einfluss auf die langfristige gesundheitliche Erholung hat (vgl. Kapitel 6. Diskussion; Hypothesenklärung und lineare Regression, Seite 94 ff.). Aus diesem Grund beschränkt sich die nachfolgende statistische Betrachtung des Perfusionsparameters T_{max} im Vergleich zur vorangegangenen Betrachtung der MTT auf die wesentlichen Gesichtspunkte.

5.8.1. Einfluss des Alters und des Geschlechts auf die T_{max}

Der CT-Perfusionsparameter T_{max} und der prädisponierende Faktor Alter sind statistisch voneinander unabhängig. Nach der Analyse mit dem Kruskal-Wallis-Test für mehrere unabhängige, nicht normalverteilte Stichproben der 312 Studienteilnehmer besteht keine statistische Unterscheidung der Altersgruppen in Bezug auf den Parameter T_{max} (vgl. Kapitel 5.4.2. Alter und MTT_{peak}). Die Korrelationsanalyse nach Spearman ergibt ebenfalls keinen statistischen Zusammenhang (p > 0,05).

Der CT-Perfusionsparameter T_{max} wird durch den prädisponierenden Faktor Geschlecht statistisch beeinflusst. In Bezug auf das Geschlecht unterscheiden sich die 312 Studienteilnehmer nach dem Mann-Whitney-U-Test für zwei unabhängige Stichproben statistisch sehr signifikant (p = 0,002) voneinander. Die 192 weiblichen Studienteilnehmer erreichen eine statistisch kürzere T_{max} von 20,43 ± 9,30 [1/10 s] (Median = 17,42 [1/10s]) als die 120 männlichen mit 22,71 ± 8,81 [1/10 s] (Median = 20,44 [1/10s]; Tabelle 42, Abbildung 30).

Geschlecht	Mittelwert	Median	σ	Anzahl N
weiblich	20,43	17,42	9,30	192 (61,5%)
männlich	22,71	20,44	8,81	120 (38,5%)
Insgesamt	21,30	18,70	9,17	312 (100%)

Tabelle 42: Statistik der T_{max} in Bezug auf das Merkmal Geschlecht

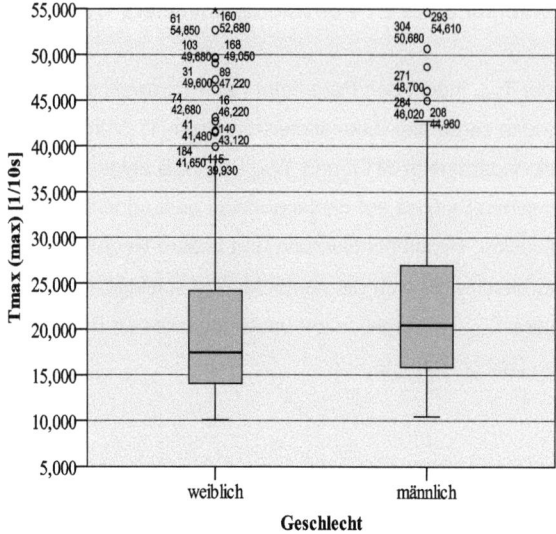

Abbildung 30: Boxplots der T_{max} für das Merkmal Geschlecht

5.8.2. Symptomatischer (klinischer) „Vasospasmus" (DIND) und T_{max}

Der CT-Perfusionsparameter T_{max} verändert sich tendenziell statistisch bei Symptomen eines verzögerten ischämischen neurologischen Defizits (DIND). Es können 266 der 312 Studienteilnehmer (85 %) ausgewertet werden. Der Mann-Whitney-U-Test für zwei unabhängige Stichproben zeigt eine tendenzielle Signifikanz (p = 0,057 mit p ≤ 0,06). Der CT-Perfusionsparameter T_{max} erreicht tendenziell unterschiedliche Werte, wenn der Patienten an einem DIND leidet. Kürzere T_{max} sind beim Ausschluss eines DIND zu beobachten (Tabelle 43, Abbildung 31).

DIND	Mittelwert	Median	σ	Anzahl N
ja	21,92	19,40	9,18	142 (53,4%)
nein	19,88	17,54	8,12	124 (46,6%)
Insges.	20,97	18,46	8,74	266 (100%)

Tabelle 43: Statistik der T_{max} in Bezug auf die Diagnose eines DIND

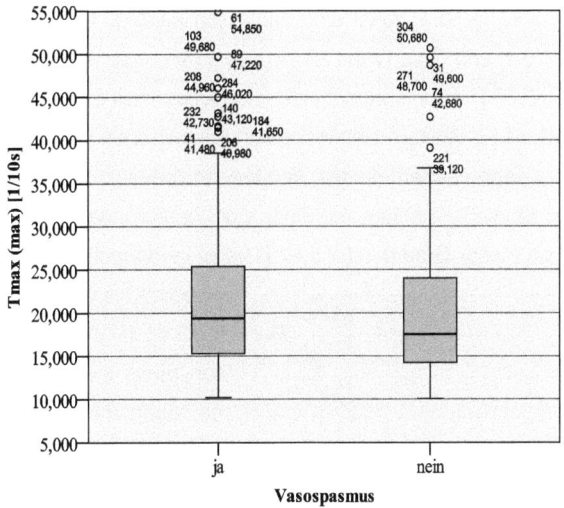

Abbildung 31: Boxplots der T_{max} für die Diagnose eines symptomatischen „Vasospasmus"(DIND)

5.8.3. Fisher-Grad und T_{max}

Der CT-Perfusionsparameter T_{max} ist vom Fisher-Grad tendenziell statistisch abhängig. Bei 299 der 312 betrachteten Studienteilnehmer (96 %) unterscheiden sich nach dem Kuskal-Wallis-Test für mehrere unabhängige Stichproben die Fisher-Grade anhand der T_{max} tendenziell signifikant (p = 0,059 mit p ≤ 0,06) voneinander. Die Korrelationsanalyse nach Spearman zeigt einen geringen linearen Zusammenhang (r = 0,145) der beiden untersuchten Parameter, der statistisch signifikant ist (p < 0,05).

Fisher	Mittelwert	Median	σ	Anzahl N
0	17,57	16,29	5,47	23 (7,7%)
I	18,13	15,92	6,78	19 (6,4%)
II	18,69	17,92	5,37	23 (7,7%)
III	21,13	19,64	7,83	105 (35,1%)
IV	22,75	19,71	10,51	129 (43,1%)
Insges.	21,18	18,76	8,89	299 (100%)

Tabelle 44: Statistik der T_{max} in Bezug auf den Fisher-Grad

Studienteilnehmer mit einer im CT nicht sichtbaren Blutung (Fisher-Grad 0) können von den Patienten mit einer ausgeprägten subarachnoidalen Blutungssymptomatik (Fisher-Grad III und IV) statistisch unterschieden werden (Tabelle 44, Abbildung 32). Ein multipel durchgeführter Mann-Whitney-U-Test gibt Aufschluss über Gruppenunterschiede.

Fisher-Grad 0 mit 17,57 ± 5,47 [1/10 s] weist eine statistisch kürzere T_{max} auf als Grad III mit 21,13 ± 7,83 [1/10 s] und Grad IV mit 22,75 ± 10,51 [1/10 s]. WFNS-Grad I mit einer T_{max} von 18,13 ± 6,78 [1/10 s] unterscheidet sich tendenziell signifikant (p = 0,052 mit p ≤ 0,06) von Grad IV. Weitere Unterscheidungen zwischen den Fisher-Graden in Bezug auf die T_{max} liegen außerhalb des Signifikanzniveaus (p > 0,05).

Hohe Fisher-Grade weisen Studienteilnehmer mit einer stark variierenden T_{max} auf. Die Standardabweichung von Fisher-Grad 0 mit ± 5,47 [1/10 s] verdoppelt sich kontinuierlich bis Grad IV mit ± 10,51 [1/10 s]. Natürlich muss diese Aussage durch die steigende Anzahl N in den verschiedenen Graden (Tabelle 44) etwas relativiert werden.

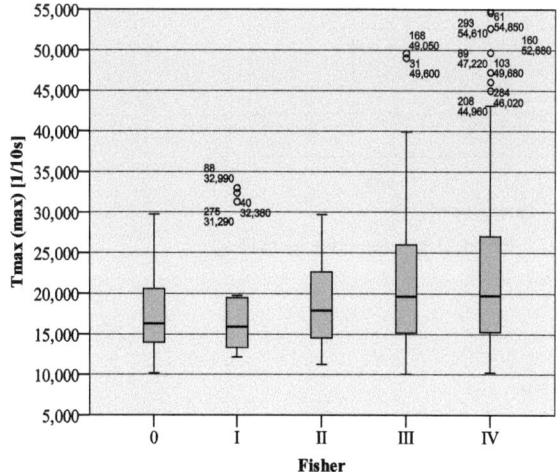

Abbildung 32: Boxplots der T_{max} in Bezug auf den Fisher-Grad

5.8.4. WFNS-Grad und T_{max}

Der CT-Perfusionsparameter T_{max} ist vom WFNS-Grad statistisch abhängig. Die aus den Arztbriefen bestimmbaren WFNS-Grade I bis V von 231 der 312 Studienteilnehmer (74 %) unterscheiden sich nach dem Kuskal-Wallis-Test für mehrere unabhängige, nicht normalverteilte Stichproben in Bezug auf die T_{max} statistisch signifikant (p = 0,013). Die Korrelationsanalyse nach Spearman liegt außerhalb des statistischen Signifikanzniveaus (p > 0,05). Dies spricht für einen nicht linearen Zusammenhang der beiden untersuchten Parameter (Tabelle 45).

Studienteilnehmer mit einem hohen Primärschaden (WFNS-Grad V) können anhand der T_{max} von Patienten mit geringerem Schweregrad bei Aufnahme (WFNS-Grad I, II

WFNS	Mittelwert	Median	σ	Anzahl N
I	20,63	18,73	8,08	88 (38,1%)
II	18,43	16,08	5,96	39 (16,9%)
III	22,48	23,53	9,48	22 (9,5%)
IV	18,40	16,44	6,48	32 (13,9%)
V	25,12	22,52	11,54	50 (21,6%)
Insges.	21,10	18,76	8,877	231(100%)

Tabelle 45: Statistik der T_{max} in Bezug auf den WFNS-Grad

und IV) statistisch unterschieden werden. Automatisierte multiple Vergleiche mit den parameterfreien Tests für nicht normalverteilte Variablen sind nicht zulässig. Es wird mehrmals der Mann-Whitney-U-Test durchgeführt. In WFNS-Grad V mit 25,12 ± 11,54 [1/10 s] wird eine statistisch ($p < 0,05$) längere T_{max} als in Grad I, II und IV erreicht (Abbildung 33). Anhand der T_{max} ist eine Unterscheidung zwischen dem höchsten Primärschaden (WFNS V) und den jeweils niedrigeren WFNS-Grad I, II und IV möglich. Weitere Unterscheidungen zwischen den WFNS-Graden in Bezug auf die T_{max} liegen außerhalb des Signifikanzniveaus ($p > 0,05$).

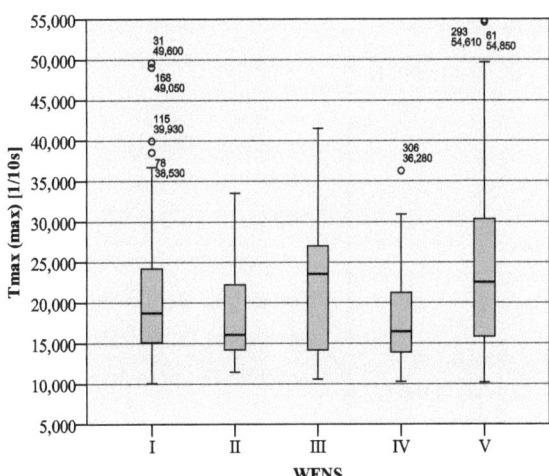

Abbildung 33: Boxplots der T_{max} in Bezug auf den WFNS-Grad

Auffallend ist die von Studienteilnehmern mit WFNS-Grad III erreichte T_{max} von 22,48 ± 9,48 [1/10 s] (Tabelle 45). Sie ist länger als die T_{max} von WFNS-Grad IV und weist keine statistische Unterscheidung zu Grad V auf. Im Vergleich zu WFNS-Grad V mit 22,52 [1/10 s] ist der Median mit 23,53 [1/10 s] länger.

Schlussfolgernd verlängert sich die T_{max} mit steigendem WFNS-Grad nicht linear, sondern schwankt (Abbildung 33). Eine hohe Standardabweichung in den WFNS-Graden I, III, IV und V spricht für eine starke Variation der Werte. Die Standardabweichung in Grad V ist fast doppelt so hoch wie in Grad II (Tabelle 45).

5.8.5. Outcome (mRS) und T_{max}

Die langfristige gesundheitliche Erholung der Patienten ist statistisch von dem CT-Perfusionsparameter T_{max} abhängig. Die Korrelationsanalyse nach Spearman ergibt einen geringen linearen (r = 0,250), statistisch hoch signifikanten Zusammenhang zwischen den beiden untersuchten Parametern (p ≤ 0,001).

Die T_{max} einzelner Studienteilnehmer mit dem selben modified Rankin Scale variiert. Die deskriptive Statistik (Tabelle 46) zeigt in den einzelnen Gruppen des mRS teilweise große Diskrepanzen zwischen Mittelwert und Median mit hoher Standardabweichung. Exemplarisch weist mRS 3 einen Mittelwert von 23,11 [1/10 s], einen Median von 18,98 [1/10 s] und eine Standardabweichung von 11,21 [1/10 s] auf. Dies spricht für eine starke Variation der T_{max}.

Um zu zeigen, bei welcher T_{max} ein schlechteres Erholungspotential vorliegt, wird der modified Rankin Scale inhaltlich mit der MTT_{peak} gegliedert (Tabelle 46). 32,4 % der Studienteilnehmer haben bei modified Rankin Scale 0 eine T_{max} von 17,91 ± 6,86 [1/10 s] oder bei mRS 1 eine T_{max} von 19,22 ± 7,69 [1/10 s]. Die langfristige gesundheitliche Rehabilitation ist hierbei gut. Bei beiden mRS besteht keine Einschränkung in alltäglichen Pflichten und Aktivitäten (gutes langfristiges Outcome mit uneingeschränktem Alltag).

mRS	Mittelwert	Median	σ	Anzahl N
Grad 0	17,91	16,30	6,86	47 (15,1%)
Grad 1	19,22	16,59	7,69	54 (17,3%)
Grad 2	20,61	18,46	7,36	78 (25,0%)
Grad 3	23,13	18,98	11,21	55 (17,6%)
Grad 4	22,78	21,11	10,03	27 (8,7%)
Grad 5	25,95	24,18	11,55	17 (5,4%)
Grad 6	24,48	21,14	10,12	34 (10,9%)
Insges.	21,30	18,70	9,17	312 (100,0%)

Tabelle 46: Statistik der T_{max} in den Gruppen des mRS

Beginnend mit mRS 2 und einer T_{max} von 20,61 ± 7,36 [1/10 s], geben die Studienteilnehmer eine leichte Behinderung mit minimaler Einschränkung im Alltag an. Ursächlich sind geringe Symptome. Dies gipfelt in Grad 3 und einer T_{max} von 23,13 ± 11,21 [1/10 s] (symptomatische Gruppe). Hierbei liegt eine mäßige Behinderung mit benötigter Betreuung im alltäglichen Leben vor. Diese Gruppe umfasst 42,6 % der Studienteilnehmer.

Bei mRS 4 ist eine T_{max} von 22,78 ± 10,03 [1/10 s] vorherrschend. Die Patienten klagen über eine mittelgradig schwere Behinderung mit eingeschränkter Mobilität (Laufen) und sind auf Betreuung der körperlichen Bedürfnisse angewiesen. 25 % der

Studienteilnehmer gehören zu mRS 4 bis 6 und sind mit schwerster Morbidität/Mortalität konfrontiert.

Die langfristige gesundheitliche Erholung (mRS) lässt sich anhand der T_{max} statistisch unterscheiden. Der Kuskal-Wallis-Test für mehrere unabhängige Stichproben zeigt eine sehr signifikante Varianz des mRS 0 bis 6 in Bezug auf die T_{max} (p = 0,002). Multiple paarweise Vergleiche mit dem U-Test nach Mann und Whitney zeigen im Einzelnen die Unterscheidung der Gruppenpaare des mRS (Tabelle 47).

(I) mRS	(J) mRS	Mann-Whitney-U	Asymptotische Signifikanz (2-seitig)
Grad 0	Grad 1	1146,500	,404
	Grad 2	**1399,000**	**,027**
	Grad 3	**956,000**	**,024**
	Grad 4	**436,000**	**,026**
	Grad 5	**215,000**	**,005**
	Grad 6	**422,000**	**,000**
Grad 1	Grad 0	1146,500	,404
	Grad 2	1807,000	,166
	Grad 3	1230,500	,123
	Grad 4	557,500	,086
	Grad 5	**293,000**	**,025**
	Grad 6	**550,000**	**,002**
Grad 2	**Grad 0**	**1399,000**	**,027**
	Grad 1	1807,000	,166
	Grad 3	2021,000	,571
	Grad 4	957,500	,484
	Grad 5	483,500	,081
	Grad 6	**1003,000**	**,041**
Grad 3	**Grad 0**	**956,000**	**,024**
	Grad 1	1230,500	,123
	Grad 2	2021,000	,571
	Grad 4	718,000	,809
	Grad 5	377,000	,230
	Grad 6	784,000	,202

(I) mRS	(J) mRS	Mann-Whitney-U	Asymptotische Signifikanz (2-seitig)
Grad 4	**Grad 0**	**436,000**	**,026**
	Grad 1	557,500	,086
	Grad 2	957,500	,484
	Grad 3	718,000	,809
	Grad 5	188,000	,317
	Grad 6	404,000	,425
Grad 5	**Grad 0**	**215,000**	**,005**
	Grad 1	**293,000**	**,025**
	Grad 2	483,500	,081
	Grad 3	377,000	,230
	Grad 4	188,000	,317
	Grad 6	270,000	,704
Grad 6	**Grad 0**	**422,000**	**,000**
	Grad 1	**550,000**	**,002**
	Grad 2	**1003,000**	**,041**
	Grad 3	784,000	,202
	Grad 4	404,000	,425
	Grad 5	270,000	,704

Tabelle 47: Mehrfachvergleiche des mRS bezüglich der T_{max} nach Mann-Whitney-U (I = Ausgangsgruppe; J = Vergleichsgruppe; */Fettdruck = p ≤ 0,05)

Eine Unterscheidung des mRS anhand der T_{max} ist statistisch weniger gut möglich als mit Hilfe der MTT_{peak}. Modified Rankin Scale 0 mit einer T_{max} von 17,91 ± 6,86 [1/10 s] lässt sich statistisch von mRS 2 bis 6 und einer T_{max} ≥ 20,61 ± 7,36 [1/10 s] unterscheiden. Studienteilnehmer mit mRS 1 und 19,22 ± 7,69 [1/10 s] erreichen eine signifikant kürzere T_{max} als Patienten in mRS 5 und 6 mit ≥ 24,48 ± 10,12 [1/10 s]. Studienteilnehmer mit mRS 2 und einer T_{max} von 20,61 ± 7,36 [1/10 s] unterscheiden sich statistisch von mRS 6 mit einer T_{max} von 24,48 ± 10,12 [1/10 s] (Abbildung 34).

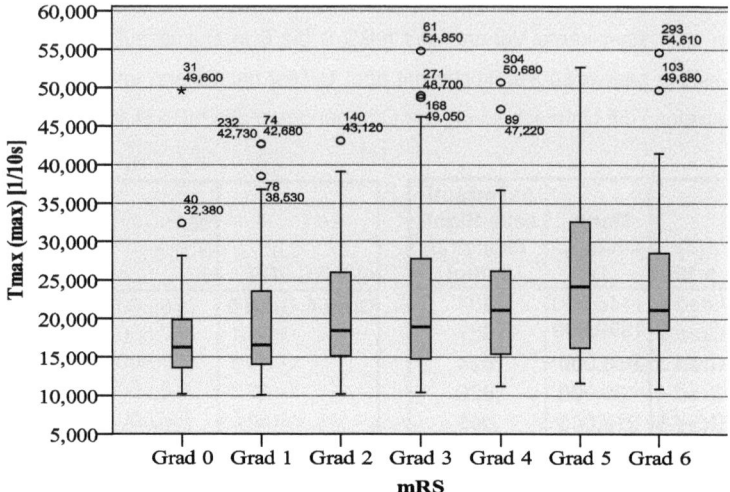

Abbildung 34: Boxplots der T_{max} in Bezug auf den modified Rankin Scale

Der Schwellenwert für ein definitionsgemäß schlechteres Outcome ist demzufolge eine T_{max} von ≥ 20,6/18,5 [1/10 s]. Ab diesem Wert geben die Patienten einen modified Rankin Scale 2 mit leichter Behinderung und Einschränkungen bei alltäglichen Aktivität und Aufgaben an.

Insgesamt gesehen, ist der CT-Perfusionsparameter T_{max} ein hinreichender Marker für das langfristige Erholungspotential der Patienten nach Subarachnoidalblutung. Seine Aussagekraft beschränkt sich jedoch auf die signifikante Abgrenzung der T_{max} von mRS 0 und bedingt auch von mRS 1 zu den restlichen mRS. Beim Vergleich dieser Analyse mit der Untersuchung des CT-Perfusionsparameters MTT_{peak} und der langfristigen gesundheitlichen Rehabilitation ist anhand der T_{max} eine statistisch schwächere Unterscheidung der mRS möglich (vgl. Kapitel 5.4.5. Schwellenwerte der MTT_{peak} im Hinblick auf das langfristige Outcome).

5.9. Ergebnisse vor und nach endovaskulärer Spasmolyse

Bei 51 Patienten werden retrospektiv die CT-Perfusionsparameter MTT und T_{max} jeweils vor und nach 70 endovaskulären Behandlungen betrachtet. Patienten, die einer solchen Behandlung bedürfen, leiden an ausgeprägten zerebralen Zirkulationsstörungen. Eine Minderung der zerebralen Perfusion ist Ziel dieser Therapie (vgl. Kapitel 3.3.3.3. Therapie der zerebralen Zirkulationsstörung).

5.9.1. Untersuchung der Änderung der CT-Perfusionsparamter MTT und T_{max}

Mit einer endovaskulären Behandlung lässt sich die MTT statistisch verkürzen. Nach der Analyse mit dem T-Test für gepaarte Stichproben vor und nach einer endovaskulären Behandlung jeweils, getrennt für beide Hemisphären, ergibt sich eine statistisch hoch signifikante Änderung der MTT (Abbildung 35). Bei 92 von 140 Hemisphären (65,7 %) kommt es zu einer Abnahme der MTT. Eine Zunahme erfolgt in 33 von 140 Hemisphären (23,6 %). Ohne Änderung bleiben 15 Hemisphären (10,7 %). Die endovaskuläre Spasmolyse senkt die MTT im arithmetischen Mittel (Mittelwert aller 140 Hemisphären-Differenzen) um 4,34 ± 8,92 [1/10 s].

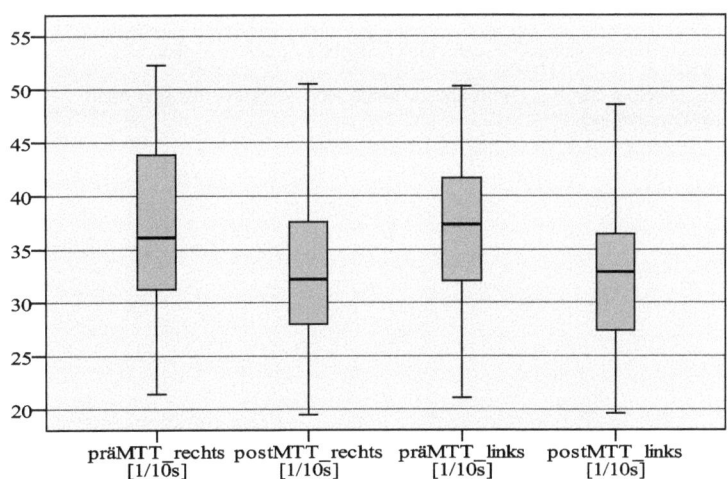

Abbildung 35: Boxplots der MTT, getrennt für beide Hemisphären, vor und nach endovaskulärer Behandlung

Mit einer endovaskulären Behandlung lässt sich die T_{max} statistisch verkürzen. Anhand der Analyse mit dem Wilcoxon-Test für verbundene, nicht normalverteilte Stichproben vor und nach endovaskulärer Behandlung ergibt sich eine statistisch signifikante Änderung ($p < 0,05$) der T_{max} (Abbildung 36). Bei 79 von 140 Hemisphären (56,4 %) kommt es zu einer Abnahme der T_{max}. Eine Zunahme erfolgt in 36 von 140 Hemisphären (25,7 %). Ohne Änderung blieben 25 Hemisphären (17,9 %). Die endovaskuläre Spasmolyse senkt die T_{max} im Mittel um 2,01 ± 8,79 [1/10 s]. Schlussfolgernd ist die CT-Perfusion in der Lage, den Therapienutzen der endovaskulären Behandlung zu detektieren und den Verlauf zu überprüfen.

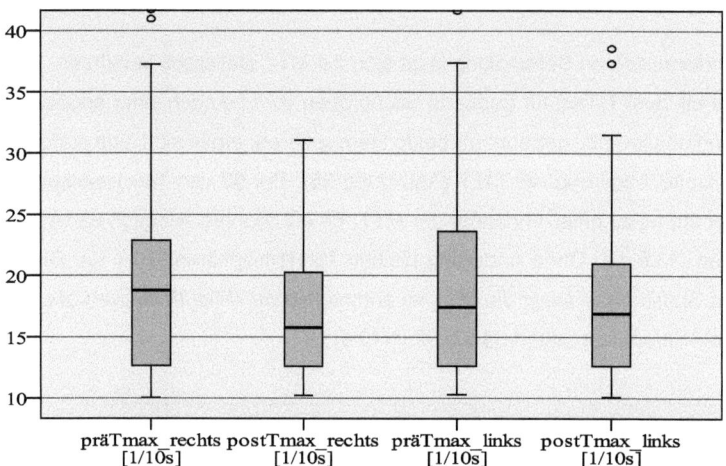

Abbildung 36: Boxplots der T_{max}, getrennt für beide Hemisphären, vor und nach endovaskulärer Behandlung

6. Diskussion

In dieser retrospektiven, wissenschaftlichen Studie können Schwellenwerte der CT-Perfusion anhand der langfristigen gesundheitlichen Rehabilitation der Patienten identifiziert werden. Bei diesen Schwellenwerten ist eine Indikation für die Durchführung einer invasiven, aber effektiveren Therapie zerebraler Zirkulationsstörungen oder für eine Intensivierung der Medikation zu stellen. Es besteht ein ausgeprägter Zusammenhang zwischen der zerebralen Perfusion in der Frühphase und dem klinischen Zustand jenseits eines Jahres nach initialer Subarachnoidalblutung. Das in der CT-Perfusion gemessene Ausmaß der zerebralen Zirkulationsstörung zeigt sich als Prädiktor für das langfristige Outcome der Patienten. Die vorliegende Untersuchung unterstreicht die diagnostische Wertigkeit und den individuellen diagnostischen Nutzen der CT-Perfusionsparameter und klärt Abhängigkeiten zu anderen klinischen Parametern. Die CT-Perfusion hat eine enorme Bedeutung und immensen Nutzen in der kontinuierlichen Überwachung der zerebralen Perfusion von Patienten nach einer Subarachnoidalblutung. Sie ist in der Lage, den Therapienutzen der endovaskulären Behandlung zu detektieren und zu veranschaulichen.

Grundlage dieser retrospektiven Untersuchung ist eine repräsentative Studienpopulation in Höhe von 312 Teilnehmern mit einem Altersdurchschnitt von 54,03 Jahren, der im Vergleich zu anderen publizierten Arbeiten etwas nach oben abweicht (1, 6). Das retrospektive Studiendesign kann als Schwachstelle angesehen werden. Die untersuchte Anzahl an Studienteilnehmern in der vorliegenden Arbeit übersteigt die anderer aktueller Studien zu ähnlicher Thematik (25, 54). Es sind 1,43-mal häufiger Frauen betroffen als Männer. Auch Ingall et al. und Linn et al. beschreiben diese Häufung (7, 74).

Bei vergleichenden Untersuchungen der CT-Perfusion der Studienteilnehmer muss ein hohes Maß an Standardisierung und Zuverlässigkeit der Messung gegeben sein. Bei der in der vorliegenden Arbeit verwandten Methode zur Durchführung der CT-Perfusion nach Turowski et al. werden Messareale automatisch festgelegt (46). Zum Ausschluss extrazerebraler Einflussfaktoren wird die einfach und zuverlässig zu ermittelnde organbezogene AIF (Arterielle Inputfunktion) als Bezug gewählt. Auf diese Weise können gewebsspezifische MTT-Werte berechnet werden (1). Auf Grundlage der AIF kann man auch die T_{max} berechnen. Es ist möglich den gesamten Kortex zu analysieren.

Ein Nachteil der CT-Perfusion ist die Strahlenexposition, die jedoch geringer ausfällt als bei einem herkömmlichen CT des Schädels. Durch Modifizierung der Anwendungseinstellungen wird die effektive Dosis der CT-Perfusion ohne Informationsverlust weiter reduziert (5). Ein weiterer Nachteil ist die Kontrastmittelapplikation, die jedoch beim Großteil der Patienten uneingeschränkt möglich ist. Im Beobachtungszeitraum wurde lediglich bei einem Patienten aufgrund kritischer Niereninfektion auf die CT-Perfusion verzichtet.

Eine Strukturierung der Rohdaten und Reduktion auf prägnant überschaubare Ergebnisse wird standardisiert mittels einer automatischen Bildanalyse der CT-Perfusions-Parameterbilder (ECCET-Programm) durchgeführt. Die CT-Perfusionsparameter werden als seitengetrennte Zahlenwerte für die jeweilige CT-Perfusions-Untersuchung des Patienten in einer Excel-Tabelle ausgegeben. Auf eine Auswertung der Fluss- und Volumen-Parameter CBF und CBV wird in der vorliegenden Arbeit aufgrund der nicht möglichen Volumenkalibrierung verzichtet.

Als Maß der zerebralen Zirkulationsstörung wird ein Höchstwert der MTT (MTT_{peak}) und der T_{max} aus den CT-Perfusions-Untersuchungen des jeweiligen Studienteilnehmers identifiziert und für die statistische Auswertung verwendet. Die Reduktion der CT-Perfusionsparameter auf globale Zahlenwerte aufgrund der Mittelung der Perfusion über die gesamte Hemisphäre könnte zu einem Informationsverlust geführt haben. Lokalisiert vorhandene pathologische Perfusionsveränderungen, die durch eine fokale Ischämie hervorgerufen werden, könnten aufgrund der globalen Betrachtung der Hemisphäre egalisiert worden sein. Diese Befürchtung relativiert sich. Nach Turowski et al. ist bei der zerebralen Zirkulationsstörung „ein von regionalen Spitzen überlagertes Globalphänomen anzunehmen" (1).

Eine weitere Schwachstelle ist der verwendete virtuelle Normaldatensatz. Dieser wird für vergleichende Beobachtungen genutzt. Das als Kontrollgruppe eingesetzte Patientenkollektiv zur Generierung des Normaldatensatzes ist nur rechnerisch einem gesunden Probandenkollektiv angenähert. Die Normalwerte werden durch Spiegelung der gesunden, nicht betroffenen Hemisphäre von 15 Patienten, die keine SAB hatten, erzeugt (1). Anderweitig vorhandene Gefäßpathologien können zu einer Erhöhung der Perfusionsparameter geführt haben. Aus ethischen Gründen ist eine Untersuchung gesunder Probanden nicht möglich.

Die langfristige gesundheitliche Erholung wird mit Hilfe des mRS aufgrund fehlender Resonanz bei der postalen Zusendung telefonisch erhoben. Im Mittel liegt der Erhebungszeitraum bei 23,06 Monate (≈ 2 Jahre) nach dem initialen Krankheitsereignis. Bei 60 % der Studienteilnehmer (189/312) kommt es zu einer telefonischen Kontaktaufnahme. Bei 40 % (123/312) findet eine Einteilung mit Hilfe von Arztbriefen der neurochirurgischen Ambulanz oder anderen Verlaufskontrollen in den mRS statt. Der mRS gilt als ein verlässliches und beweiskräftiges Instrument zur erfolgreichen Erhebung des gesundheitlichen Langzeit-Outcomes (59, 64, 65). Mit Hilfe des standardisierten Fragebogens wird versucht, eine möglichst objektive und untersucherunabhängige Einteilung der Studienteilnehmer in den mRS durchzuführen. In Studien wird telefonischen Befragungen eine ähnlich hohe Reliabilität wie einer Befragung von Angesicht zu Angesicht zugesprochen (66). Ob die Studienteilnehmer gleichermaßen realitätsbezogen antworten bleibt fraglich.

Bei der Befragung der Studienteilnehmer ist oftmals ein individuell unterschiedliches Verständnis von Gesundheit zu beobachten. Verschiedene Studienteilnehmer bewerteten ähnliche Symptome als individuell unterschiedlich beeinträchtigend für ihr derzeitiges Leben. Laut der im Jahre 1948 in der Konstitution der Weltgesundheitsorganisation (WHO) veröffentlichten Definition ist Gesundheit ein „Zustand völligen körperlichen, seelischen und sozialen Wohlbefindens und nicht nur [...] das Freisein von Krankheit und Gebrechen" (75). Eine Erfassung des psychischen und kognitiven Zustandes der Studienteilnehmer ist mit dem modified Rankin Scale wohl eher bedingt möglich. Während des telefonischen Interviews wird von mehreren Studienteilnehmern darauf hingewiesen, dass sie aus ärztlicher Sicht körperlich (ohne Symptome) wieder voll hergestellt seien (mRS 0). Ihr Leben habe sich aber aufgrund psychischer Probleme von Grund auf geändert (mRS 1/2). Bei manchen sei die psychische Beeinträchtigung bei völliger körperlicher Gesundheit so ausgeprägt, dass sie Betreuung im alltäglichen Leben in Anspruch nehmen müssten. Werden diese Schwächen beachtet und eine Überinterpretation der Klassifikationsergebnisse vermieden, ist der modified Rankin Scale nach Wilson et al. eine sehr verlässliche Skala zur Erhebung der neurologischen Beeinträchtigung und des langfristigen gesundheitlichen Erholungspotentials (76). Für das Studienziel ist die Verwendung des mRS ideal und völlig ausreichend.

Ein eingangs formuliertes Ziel der vorliegenden Arbeit ist die Benennung von Größen oder anderweitig prädisponierenden Faktoren mit einem statistisch signifikanten Einfluss auf die langfristige gesundheitliche Erholung oder auf die CT-Perfusionsparameter. In der Literatur liegt die weitläufige Meinung vor, dass Frauen nach SAB schlechter abschneiden (6). In der vorliegenden Arbeit zeigt sich die langfristige gesundheitliche Rehabilitation der Patienten als geschlechtsunabhängig, was auch bereits in Untersuchungen von Kassell et al. festgestellt wird (8).

Die vorliegende Arbeit hat bei Studienteilnehmern, die älter als 63 Jahre sind, ein statistisch signifikant schlechtes Outcome (mRS 5 oder 6) gezeigt. Ein zunehmendes Alter birgt nach Sarrafzadeh et al. ein erhöhtes Blutungs- und Letalitätsrisiko (2).

Die langfristige gesundheitliche Erholung ist umso schlechter, je höher der Fisher- oder WFNS-Grad bei Aufnahme ist. Andere Untersuchungen von Lindvall et al. haben eine signifikante Korrelation des Fisher-Grades mit dem gesundheitlichen Outcome nach drei Monaten festgestellt (40). Der Grad der initialen Bewusstseinstrübung (WFNS) fungiert hierbei als Marker (8). Zu diesem Ergebnis kommt auch die vorliegende Dissertation. So erholen sich 75 % der Patienten, die bei Aufnahme wach und orientiert sind (WFNS-Grad I oder II), gut (mRS 0 bis 2).

Die Begriffe des verzögerten ischämischen neurologischen Defizites (DIND) und der verzögerten zerebralen Ischämie (DCI) sind im Allgemeinen synonym verwendbar. DIND akzentuiert mehr die neurologische Seite, wobei DCI das zerebrale Parenchym in den Vordergrund stellt. Die Folgen der zerebralen Ischämie des Gehirnparenchyms wiederum manifestieren sich neurologisch (77).

Bei 45,5 % der Studienteilnehmer ist während des Klinikaufenthaltes ein verzögertes ischämisches neurologisches Defizit (DIND) zu beobachten. Patienten mit einem mRS 0 und 1 leiden in der Frühphase statistisch signifikant weniger an einem DIND. Bei mRS 2 bis 6 ist ein gehäuftes Vorkommen zu beobachten. Die MTT der DIND-Gruppe ist statistisch signifikant länger als die der Nicht-DIND-Gruppe. Mit Hilfe der T_{max} können die beiden Gruppen tendenziell unterschieden werden. Dankbaar et al. bestätigen dieses Ergebnis. Sie stellen übereinstimmend fest, dass der zerebrale Blutfluss signifikant niedriger, die MTT höher und die Perfusionsasymmetrie größer sind bei Patienten mit DIND im Vergleich zur Kontrollgruppe (54). Killeen et al. sehen ebenfalls, basierend auf der qualitativen Analyse der CT-Perfusionsdaten, eine statistisch signifikante Differenz der Hirndurchblutungswerte der aus zerebralen Zirkulationsstörungen resultierenden DIND-Gruppe und der Nicht-DIND-Gruppe (52). Bei der Interpretation dieser Ergebnisse muss beachtet werden, dass die Diagnose DIND bei groben neurologischen Auffälligkeiten der Patienten gestellt wird. Es erfolgt keine neuropsychologische Testung.

Beim Vergleich der MTT der Studienteilnehmer mit dem Median des generierten Normaldatensatzes plus dem doppelten der Standardabweichung zeigt sich bei 285 der 312 Patienten (91,3 %) eine stark pathologische Verlängerung. Auffällig im Sinne eines DIND wird bei der vorliegenden Untersuchung fast die Hälfte der Studienteilnehmer (45,5 %). Zerebrale Zirkulationsstörungen treten laut Literatur bei 60 bis 80 % der Patienten mit einer Subarachnoidalblutung auf, wobei 20 bis 49 % der Patienten eine DIND entwickeln (23, 25, 32). Das Vorliegen einer DIND ist im Rahmen der publizierten Daten. Dankbaar et al. stellten fest, dass eine zerebrale Zirkulationsstörung zwar die CT-Perfusionsparameter erhöht, nicht aber zwangsläufig in eine DCI oder DIND resultieren muss. Ähnlich wie in der vorliegenden Untersuchung beobachten Dankbaar et al., dass die Hälfte der Patienten mit einem angiographischen „Vasospasmus" keine DCI entwickeln (25). Das erhöhte Auftreten einer stark pathologischen Perfusionsverlängerung bei über 90 % der Studienteilnehmer zeigt, welch hoher Anteil in dieser retrospektiven Studie von einer zerebralen Zirkulationsstörung betroffen ist. Es bestehen aber wohl noch andere Kompensationsmöglichkeiten des Körpers, die in der Lage sind, die Manifestation von Symptomen zu verhindern. Weitere Forschungen zum Mechanismus der zerebralen Zirkulationsstörung und der Ausbildung eines DIND auf mikrobiologischer Ebene sollten diese Thematik weiter beleuchten.

Die Therapieart, ob eine zerebrale Zirkulationsstörung mittels Nimodipin oral/i.v., Triple-H-Therapie oder eine Kombination aus beiden durchgeführt wird, zeigt keinen Einfluss auf die langfristige gesundheitliche Rehabilitation nach einem Jahr oder länger. Der Einfluss hat sich nach einem im Mittel fast zweijährigen Erholungszeitraum relativiert.

Der CT-Perfusionsparameter MTT als Maß der zerebralen Zirkulationsstörung ist nach der vorliegenden Arbeit vom prädisponierenden Faktor Alter abhängig. Jüngere Patienten (20- bis 40-Jährige) erreichen eine statistisch signifikant kürzere MTT als ältere (50- bis 80-Jährige). Die T_{max} ist altersunabhängig. In einer Studie von Magge et al. wird das Ergebnis formuliert, dass sich außer bei Patienten unter 30 Jahre die Häufigkeit des symptomatischen „Vasospasmus" mit abnehmendem Alter erhöhe. Ein jüngeres Alter sei mit einer erhöhten Inzidenz von angiographischen und symptomatischen „Vasospasmus" verbunden (78). In der vorliegenden Studie trifft diese Aussage für die MTT als Maß der zerebralen Zirkulationsstörung nicht zu. Die MTT der Patienten verlängert sich kontinuierlich mit steigendem Alter bis 80 Jahre. Dies spricht für eine erhöhte Inzidenz eines symptomatischen „Vasospasmus" (DIND) mit höherem Alter. Ursächlich könnten auch schlechtere kardiovaskuläre Reaktions- oder Kompensationsmöglichkeiten älterer Patienten sein. Die Untersuchung der altersabhängigen Inzidenz des DIND ist nicht Teil der vorliegenden Dissertation und muss in weiteren Studien geklärt werden.

Die Analyse des CT-Perfusionsparameters MTT in der vorliegenden Arbeit zeigt keine statistisch signifikante Veränderung bei unterschiedlichen Blutmengen im Subarachnoidalraum (Fisher-Grad I bis IV). Fisher et al. stellen fest, dass der „Vasospasmus" abhängig von der Blutmenge im Subarachnoidalraum auftritt (27). Eine Veränderung der MTT als Maß der zerebralen Zirkulationsstörung und der T_{max} ist jedoch lediglich zwischen dem Vorliegen einer ausgedehnten Blutung (Fisher-Grad III und IV) und dem diagnostischen Ausschluss im CT (Fisher-Grad 0) statistisch signifikant. Mit Hilfe der T_{max} ist zusätzlich noch eine tendenziell signifikante Unterscheidung von Fisher-Grad I und IV möglich. In der vorliegenden Arbeit kann gezeigt werden, dass je mehr Blut im CT (Fisher-Grad) vorhanden ist, desto größer ist die Wahrscheinlichkeit eines symptomatischen DIND. Dies stimmt wiederum mit der Veröffentlichung von Fisher et al. überein.

Eine statistisch signifikante Unterscheidung der Studienteilnehmer bezüglich der in den WFNS-Graden vorliegenden MTT und T_{max} ist zwischen Grad V und Grad I bis IV möglich. Weitere Unterschiede sind statistisch nicht feststellbar. Fisher- und WFNS-Grad zeigen einen eingeschränkten Einfluss auf die MTT und die T_{max}. Nach Lindvall et al. haben der Fisher- und WFNS-Grad ähnlich wie für das Outcome aufgrund geringerer Sensitivität und Spezifität einen beschränkten Aussagewert (40). Ein anderes Bild der diagnostischen Wertigkeit der Parameter zeichnet die im Folgenden durchgeführte lineare Regression.

Mit den erhobenen Variablen und Parametern wird ein Regressionsmodell erstellt. Mit einer linearen Regressionsanalyse ist es möglich, einen stochastischen Zusammenhang mit einer Formel zu beschreiben (70). Es wird versucht, aus der Kenntnis eines Wertes bzw. mehrerer Werte (Fisher-Grad, WFNS-Grad, Alter etc.) den anderen (mRS) zu berechnen. Ein annähernd linearer Zusammenhang zwischen den Werten wird vorausgesetzt. Die Aufgabe ist eine Gerade – die Regressionsgerade – zu finden. Sie soll die Eigenschaften der Werte optimal repräsentieren. Das Ziel ist die Untersuchung des mRS und seiner Abhängigkeiten. Auf Grundlage der Untersuchungsergebnisse der 312 Studienteilnehmer können Werte des mRS prognostiziert werden.

Die Grundlage ist der multiple Regressionsansatz (71):

$$y = a_1 \cdot x_1 + a_2 \cdot x_2 + a_3 \cdot x_3 + \ldots a_n \cdot x_n + b$$

Es soll die abhängige Variable y, der modified Rankin Scale, berechnet bzw. geschätzt werden.

Die unabhängigen Merkmale sind mit $x_1, x_2, x_3 \ldots, x_n$ bezeichnet. Es kann n unabhängige Variablen geben. In unserem Fall wären es höchstens acht unabhängige Variablen:

- Alter, Geschlecht, Fisher-Grad, WFNS-Grad, Therapieart, Hydrozephalus, MTT_{peak} und T_{max}.

$a_1, a_2, a_3 \ldots, a_n$ sind die Koeffizienten der multiplen Regressionsgleichung. Sie geben einen Anhalt über die Stärke des Zusammenhanges zwischen dem langfristigen Outcome und den unabhängigen Variablen. Die unabhängigen Merkmale werden in unterschiedlichen Skalen (beispielsweise Fisher-Grad 0 bis IV und MTT_{peak} 17,02 [1/10 s] bis 61,89 [1/10 s]) gemessen. Die Regressionskoeffizienten sind folglich nicht standardisiert und zur Bewertung der Stärke des Zusammenhanges nicht vergleichbar.

Der Parameter b gibt den Schnittpunkt der Regressionsgeraden mit der y-Achse an.

Bei der linearen Regressionsanalyse mit Hilfe von SPSS werden alle acht unabhängigen Variablen eingefügt. Es wird als Methode die Vorwärts-Selektion gewählt, so dass schrittweise die unabhängigen Variablen, beginnend mit der größten (positiven bzw. negativen) Korrelation im Hinblick auf den modified Rankin Scale, in das Modell aufgenommen werden (71). Die acht Variablen werden dabei selektiert und bei geringem Beitrag zur Güte des Modells (F-Wahrscheinlichkeit) ausgeschlossen. Es kristallisieren sich so die unabhängigen Variablen mit dem größten Einfluss auf den modified Rankin Scale heraus (Tabelle 48 a/b).

Modell	R	R-Quadrat	Korrigiertes R-Quadrat	Standardfehler des Schätzers	Durbin-Watson-Statistik
	,655[d]	,429	,419	1,411	1,930

Tabelle 48 (a): Modellzusammenfassung der linearen Regressionsanalyse: Modellgüte

Modell	Nicht standardisierte Koeffizienten		Standardisierte Koeffizienten	T	Sig.
	Regressionskoeffizient a	Standardfehler	Beta		
Konstante	-4,479	,669		-6,689	,000
WFNS	,379	,067	,328	5,692	,000
MTT_{peak}	,073	,014	,269	5,143	,000
Alter	,038	,008	,257	4,999	,000
Fisher	,322	,100	,186	3,211	,002

Tabelle 48 (b): Modellzusammenfassung der linearen Regressionsanalyse: Regressoren

Die in Tabelle 48 (b) ausgegebenen unabhängigen Merkmale sind der Reihe nach mit absteigendem Signifikanzniveau angeordnet. Die Hauptregressoren mit höchst signifikantem Einfluss ($p \leq 0,001$) auf das langfristige gesundheitliche Erholungspotential sind der WFNS-Grad, der CT-Perfusionsparameter MTT_{peak} und das Alter der Patienten. Der Fisher-Grad übt einen statistisch sehr signifikanten Einfluss ($p \leq 0,01$) aus. Der CT-Perfusionsparameter T_{max} ist nicht in die Regressionsgleichung aufgenommen worden. Er trägt mit seinem Einfluss auf den modified Rankin Scale statistisch nicht zur Güte der Regressionsgleichung bei.

Es ergibt sich folgende lineare Regressionsgleichung:

$$mRS = 0,379 \cdot x_{WFNS} + 0,073 \cdot x_{MTT} + 0,038 \cdot x_{Alter} + 0,322 \cdot x_{Fisher} - 4,479$$

Die Regressionsgleichung hat eine hohe statistische Güte. Mit Hilfe dieser Gleichung lassen sich 42,9 % ($R^2 = 0,429$) der Variation des mRS der 312 Studienteilnehmer erklären (Tabelle 48 a). Bei einer Patientenstudie ist das ein hoher Wert. „Allgemein gültige Aussagen, ab welcher Höhe ein R^2 als gut einzustufen ist, lassen sich nicht machen [...]. Bei stark zufallsbehafteten Prozessen (z.B. Wetter, Börse) kann auch ein R^2 von 0,1 akzeptabel sein" (71).

Die MTT_{peak} ist ein wichtiger Hauptregressor dieser Gleichung mit statistischem Einfluss auf den mRS. Nach Ausschluss des Perfusionsparameters MTT_{peak} aus der Regressionsgleichung ließen sich lediglich noch 35,3 % ($R^2 = 0,353$) der Variation des mRS der 312 Patienten erklären. Laut Regressionsuntersuchungen von Lefournier et al. ist die MTT sogar der beste Prädiktor für den „arteriographic Score" (55). Dies unterstreicht die hohe prädiktive Wertigkeit der MTT als Maß der zerebralen Zirkulationsstörung für das langfristige gesundheitliche Erholungspotential.

Durch Einsetzen der Merkmale in die Regressionsgleichung kann man den modified Rankin Scale näherungsweise prognostizieren. Der modified Rankin Scale ist in den natürlichen Zahlen 0 bis 6 definiert. Man erhält durch die Regressionsgleichung auch Dezimalzahlen.

Die obige Gleichung lässt sich im 4-dimensionalen Koordinatensystem (n = 4; {WFNS, MTT, Alter, Fisher}) darstellen. Zur Verdeutlichung der Regressionsgeraden ist der Zusammenhang zwischen MTT_{peak} und mRS (mRS = $a_{MTT} \cdot x_{MTT} + b_{MTT}$) in einem Streudiagramm dargestellt. In diesem Beispiel liegen „nur" 10,9 % (R^2 = 0,109) der mRS auf der dargestellten Regressionsgeraden. Abbildung 37 soll zum besseren Verständnis des Konstrukts dienen.

Abschließend wird ausdrücklich betont, dass das lineare Regressionsmodell eine Vereinfachung ist. Es ist gestützt auf der Annahme einer linearen Beziehung der Merkmale. In der Beispielabbildung 37 liegen einzelne Punkte (MTT_{peak}) teilweise „weit" von der Geraden entfernt. Grundsätzlich liefert die lineare Regressionsgleichung die, im Sinne des Mindestquadratkriteriums, „beste" Schätzung über die Gesamtheit der 312 Studienteilnehmer. Sie ist unzureichend bei Einzelbeobachtungen (73).

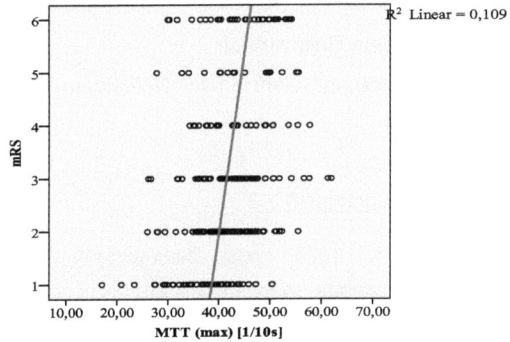

Abbildung 37: Streudiagramm mit Regressionsgeraden des mRS (y-Achse) in Bezug auf die MTT_{peak} (x-Achse) der 312 Patienten

Weiterführend wird die zentrale Stellung der MTT in der Prognose des langfristigen Outcomes im Folgenden durch eine Hypothesenklärung veranschaulicht. Die zu klärende Hypothese ist, dass sich in der Studiengruppe mit geringem Primärschaden (WFNS ≤ II) und langfristig schlechtem Outcome (mRS ≥ 3) besonders viele Patienten mit sehr langer MTT befinden. In dieser Gruppe wäre dann die MTT als Maß der zerebralen Zirkulationsstörung ursächlich für eine langfristig schlechtere gesundheitliche Rehabilitation.

Der WFNS-Grad spiegelt den gesundheitlichen Primärschaden einer SAB wieder. Eine zerebrale Zirkulationsstörung ist so früh noch nicht aktiv (72). Das langfristige Outcome stellt idealisiert die Summe aus Primärschaden und spasmusbedingtem

Schaden dar. Neben den Schäden, die durch die zerebrale Zirkulationsstörung hervorgerufen werden, bestehen natürlich noch andere Komplikationen wie der Hydrozephalus, Nachblutungen oder internistische Komplikationen (6). Es soll jedoch vordergründig die „Hauptursache eines schlechten Outcomes", die zerebrale Zirkulationsstörung, betrachtet werden (1).

Nach einer Näherung wird eine Teilmenge der 312 Studienteilnehmer nach bestimmten Kriterien des mRS und der WFNS-Grade betrachtet. Für den spasmusbedingten Anteil der Schäden infolge einer SAB müsste man, mathematisch gesehen, den Gesamtschaden (mRS) vom Primärschaden (WFNS-Grad) abziehen. Dies ist nicht möglich. Eine Näherung hilft. Zunächst werden die Patienten betrachtet, die initial einen geringen Primärschaden aufweisen (WFNS ≤ II), dann jedoch eine schlechte gesundheitliche Rehabilitation (mRS ≥ 3) zeigen. Bei dieser Studiengruppe würde man neben, zum Beispiel Infarkten im Rahmen der Intervention, spasmusbedingte Schäden erwarten. Diese müssten eine größere Rolle spielen.

Die Hypothese ist, dass sich in dieser Gruppe vor allem Studienteilnehmer mit verlängerter MTT_{peak} befinden.

<u>MTT_{peak} [1/10 s] der Patienten mit WFNS ≤ II und mRS ≥ 3:</u>

Auf 32 der 312 Studienteilnehmer (10,3 %) treffen diese Bedingungen zu. Die MTT_{peak} ist verlängert. Der Median liegt bei 43,02 [1/10 s] (Tabelle 49).
Eine Analyse mit dem T-Test für zwei unabhängige Stichproben ergibt, dass die MTT_{peak} dieser Studiengruppe tendenziell signifikant (p = 0,057 mit p ≤ 0,06) länger ist als die MTT_{peak} der Kontrollgruppe mit 40,20 [1/10 s]. Es liegt ein Gruppenunterschied vor, bei dem das Signifikanzniveau knapp verfehlt wird. Die erhöhte Standardabweichung der Kontrollgruppe ist ein Zeichen der größeren Variation der MTT_{peak} im Vergleich zu den 32 betrachteten Studienteilnehmern (Abbildung 38).

MTT_{peak}	Mittelwert	Median	σ	N
Kontrollgruppe	40,38	40,20	7,30	280
WFNS ≤ II und mRS ≥ 3	42,94	43,02	5,83	32
Insgesamt	40,65	40,35	7,20	312

Tabelle 49: Statistik der MTT_{peak} [1/10 s] für Patienten mit WFNS ≤ II und mRS ≥ 3 und der Kontrollgruppe

T$_{max}$ [1/10 s] der Patienten mit WFNS ≤ II und mRS ≥ 3:

Die T$_{max}$ der 32 Studienteilnehmer ist statistisch nicht verlängert (Tabelle 50, Abbildung 38). Die Analyse mit dem Mann-Whitney-U-Test für nicht normalverteilte, unabhängige Stichproben ergibt keine statistische Unterscheidung der beiden Gruppen (p > 0,05).

T$_{max}$	Mittelwert	Median	σ	N
Kontrollgruppe	21,21	18,46	9,19	280
WFNS ≤ II und mRS ≥ 3	22,11	20,02	9,05	32
Insgesamt	21,30	18,70	9,17	312

Tabelle 50: Statistik der T$_{max}$ [1/10 s] für Patienten mit WFNS ≤ II und mRS ≥ 3 und der Kontrollgruppe

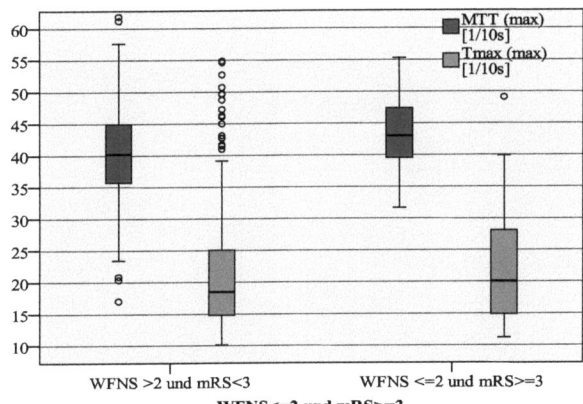

Abbildung 38: Boxplots der MTT$_{peak}$ und T$_{max}$ bei Patienten mit WFNS ≤ II und mRS ≥ 3 im Vergleich zur Kontrollgruppe

MTT$_{peak}$ [1/10 s] der Patienten mit WFNS ≤ II und mRS ≥ 4:

Führt man diese Überlegung fort und betrachtet Studienteilnehmer mit WFNS ≤ II und modified Rankin Scale ≥ 4 (schwere Morbidität und Mortalität), zeigt sich nach Analyse mit dem T-Test eine statistisch signifikant (p = 0,026) längere MTT$_{peak}$ mit 45,02 [1/10 s] im Gegensatz zur Kontrollgruppe mit 40,29 [1/10 s] (Tabelle 51, Abbildung 39).

MTT$_{peak}$	Mittelwert	Median	σ	N
Kontrollgruppe	40,43	40,29	7,21	295
WFNS ≤ II und mRS ≥ 4	44,43	45,02	6,07	17
Insgesamt	40,65	40,35	7,20	312

Tabelle 51: Statistik der MTT$_{peak}$ [1/10 s] für Patienten mit WFNS ≤ II und mRS ≥ 4 und der Kontrollgruppe

T_{max} [1/10 s] der Patienten mit WFNS ≤ II und mRS ≥ 4:

Betrachtet man auch bei diesen Studienteilnehmern die T_{max}, erhält man nach der Analyse mit dem Mann-Whitney-U-Test für nicht normalverteilte, unabhängige Stichproben eine statistisch tendenziell signifikante Unterscheidung (p = 0,051 mit p ≤ 0,06) der zwei Gruppen (Tabelle 52, Abbildung 39). Schlussfolgernd ist die T_{max} im Vergleich zur MTT_{peak} statistisch weniger aussagekräftig.

T_{max}	Mittelwert	Median	σ	N
Kontrollgruppe	21,14	18,45	9,22	295
WFNS ≤ II und mRS ≥ 4	24,16	21,79	8,03	17
Insgesamt	21,30	18,70	9,17	312

Tabelle 52: Statistik der T_{max} [1/10 s] für Patienten mit WFNS ≤ II und mRS ≥ 3 und der Kontrollgruppe

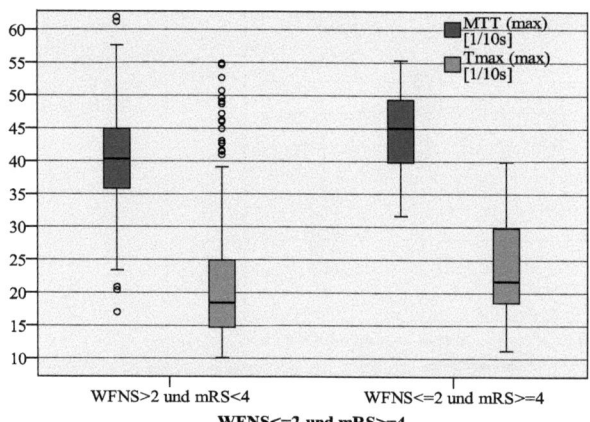

Abbildung 39: Boxplots der MTT_{peak} und T_{max} bei Patienten mit WFNS ≤ II und mRS ≥ 4 im Vergleich zur Kontrollgruppe

Diese Analysen beweisen die eingangs aufgestellte Hypothese. Sie verdeutlichen die diagnostischen Wertigkeiten des in der Frühphase erhobenen CT-Perfusionsparameters MTT als Maß für die zerebralen Zirkulationsstörungen und das langfristige Erholungspotential der Patienten. Eine verlängerte MTT infolge der SAB korreliert mit einem statistisch schlechteren langfristigen Outcome. Der Initialschaden ist als Ursache für ein schlechteres Outcome der Patienten mit einer längeren MTT_{peak} ausgeschlossen worden. Außerdem sind bei diesen Patienten keine vermehrten sekundären Komplikationen zu verzeichnen. Es kann also davon ausgegangen werden, dass die verlängerte MTT_{peak} hauptursächlich für das schlechtere langfristige Outcome ist.

Die vorliegende Untersuchung hat Graduierungen der CT-Perfusionsparameter im Hinblick auf die Schwere der zerebralen Zirkulationsstörung und der daraus resultierenden langfristig schlechteren gesundheitlichen Rehabilitation gefunden. Ein langfristig gutes Outcome mit uneingeschränktem Alltag (mRS 0 und 1) geben Studienteilnehmer mit einer maximalen MTT in der Frühphase von unter 3,66 s (oder einer T_{max} von unter 1,92 s) an. Bei einer maximalen MTT von 4,1 s und 4,26 s (oder einer T_{max} von 2,06 s und 2,31 s) leiden die Studienteilnehmer an einer leichten Behinderung mit minimaler Einschränkung im Alltag (mRS 2) oder einer mäßigen Behinderung mit dem Bedürfnis nach Hilfe und Betreuung (mRS 3). Ab einer maximalen MTT in der Frühphase von 4,39 s (oder einer T_{max} von 2,31 s) liegt ein sehr schlechtes Outcome der Studienteilnehmer vor (mRS 4 bis 6). Der Vergleich der absoluten Werte der CT-Perfusionsparameter mit anderen Arbeiten ist schwierig. Aufgrund von Unterschieden in der Gerätekonstellation, den Untersuchungsprotokollen und der Anwendung verschiedener Modelle bestehen Abweichungen zu den publizierten Daten (1). Eine Verallgemeinerung von Grenzwerten ist aus diesem Grund kompliziert (24). Ein direkter Vergleich mit den publizierten Werten von Turowski et al. ist aufgrund der gleichen Durchführung der CT-Perfusions-Untersuchung möglich. In Bezug auf das kurzfristige Outcome bei Entlassung sind nach Turowski et al. klinische Symptome bei einer MTT zwischen 3,2 s und 4,0 s zu bemerken (5). In der vorliegenden Arbeit bestehen Symptome in Bezug auf das langfristige Outcome ab einer MTT von 3,7 s. Es ist davon auszugehen, dass die körperliche Regeneration der Studienteilnehmer nach etwa zwei Jahren einige Symptome kompensiert. Dies resultiert im Vergleich zum kurzfristigen Outcome in einem Anstieg der mit Symptomen verbundenen MTT im Zuge eines längeren Erhebungszeitraumes. Dieser Schwellenwert der MTT ist demnach plausibel.

Mit Hilfe von Schwellenwerten der absoluten MTT-Werte in der CT-Perfusion kann nach Dankbaar et al. zwischen Patienten mit verzögerter zerebraler Ischämie und klinisch stabilen Patienten unterschieden werden (54). Die vorliegende Arbeit kann Schwellenwerte der CT-Perfusionsparameter für eine schlechte gesundheitliche Erholung liefern. Die geschlechtsunspezifische Schwelle der MTT für ein langfristig schlechteres Outcome liegt bei 4,11 s. Geschlechtsspezifisch liegt die Schwelle für weibliche Studienteilnehmer bei 3,93 s und für männliche Studienteilnehmer bei 4,19 s. Für den CT-Perfusionsparameter T_{max} ist der Schwellenwert bei 2,1/1,9 s. Übereinstimmend zeigen Turowski et al. in Bezug auf das kurzfristige gesundheitliche

Outcome bei Entlassung, dass eine MTT über 4,0 s mit einem schlechten klinischen Ergebnis assoziiert ist (5).
Verglichen mit den normalen Perfusionswerten aus dem generierten Normaldatensatz von Turowski et al. liegt der in der vorliegenden Arbeit identifizierte Schwellenwert der MTT bei 153 % und der T_{max} bei 190 % des Normalwertes (1). Lefournier et al. sprechen übereinstimmend von abnormalen Werten der MTT bei 123 bis 221 % (Mittelwert = 146 %) der Kontrollwerte (55). Sanelli et al. kommen zu dem Schluss, dass frühe Veränderungen in der zerebralen Perfusion im Sinne einer MTT-Verlängerung zur Einleitung von präventiven Maßnahmen genutzt werden können. Die Patienten ohne zerebrale Zirkulationsstörung erreichen eine MTT von 5,03 s, wohingegen sich die MTT bei Patienten mit zerebraler Zirkulationsstörung auf 7,12 s verlängere (51). Dieses Ergebnis von Sanelli et al. zeigt eine Erhöhung der MTT auf 142 % und stimmt mit dem in der vorliegenden Arbeit gezogenen Vergleich mit dem Normaldatensatz überein.

Es liegt eine unterschiedliche Wertigkeit der CT-Perfusionsparameter zur Prognose des langfristigen Outcomes vor. Im Vergleich zur MTT ist die T_{max} ein unsicherer Marker für den modified Rankin Scale. Innerhalb der sechs Grade des mRS zeigt die T_{max} eine große Streubreite mit resultierender hoher Standardabweichung. Innerhalb der Fisher- und WFNS-Grade variiert die T_{max} stark. In der täglichen klinischen Erfahrung gibt es Hinweise darauf, dass der erhöhte intrakranielle Druck bei Liquorabflussstörungen die T_{max} erhöht. Dies könnte ein weiterer unabhängiger Faktor sein, der zur großen Variation der T_{max}-Werte beiträgt.

Im Vergleich zur MTT ist mit Hilfe der T_{max} bei der Hypothesenklärung (vgl. Kapitel 6. Diskussion, Seite 100) lediglich ein tendenzieller Gruppenunterschied zwischen Patienten mit WFNS ≤ II und mRS ≥ 4 und der Kontrollgruppe feststellbar. Das spricht für eine geringere Sensitivität der T_{max} als Maß der zerebralen Zirkulationsstörung. Auch in die lineare Regressionsgleichung (vgl. Kapitel 6. Diskussion, Seite 95 f.) wird die T_{max} nicht aufgenommen. Sie trägt mit ihrem Einfluss auf den modified Rankin Scale statistisch nicht zur Güte der Regressionsgleichung bei.

Ähnlich wie das sprunghafte Verhalten der T_{max} den Parameter nach Turowski et al. wenig geeignet für eine frühe Diagnose zerebraler Zirkulationsstörungen macht, ist eine Unterscheidung des mRS 0 bis 6 mit Hilfe der T_{max} statistisch signifikant schlechter möglich als bei der Verwendung der MTT (1). Auch andere Arbeiten zeichnen dieses Bild. Nach Sviri et al. beweist neben der rCBF, der in der vorliegenden Arbeit nicht ausgewertet werden konnte, die MTT eine hohe Übereinstimmung mit dem klinischen Verlauf und dem Schweregrad der hämodynamischen Beeinträchtigung (23). Auch Sanelli et al. bescheinigen der MTT (und auch der CBF) die höchste diagnostische Genauigkeit zur Identifikation von zerebralen Zirkulationsstörungen (24).

Übereinstimmend mit Turowski et al. kann gezeigt werden, dass die endovaskuläre Behandlung eine wirksame Therapie zur Minderung der CT-Perfusionsparameter als Maß der zerebralen Zirkulationsstörung ist (1). Teilweise ist auch eine Verlängerung der Parameter bei einzelnen Studienteilnehmern zu beobachten. Vermutlich wäre die Verlängerung ohne endovaskuläre Therapie eventuell noch höher ausgefallen. Die MTT kann im Mittel bei 140 untersuchten Hemisphären um 0,43 s und die T_{max} um 0,2 s gemindert werden. Auch Hänggi et al. zeigen, dass aus einer endovaskulären Therapie ein positives Ansprechen mit einer Reduktion des angiographischen „Vasospasmus" resultiert (33).

Die Deutlichkeit der vorangegangenen statistischen Analysen hat den Verfasser dieser Dissertation überrascht. Während des Klinikaufenthaltes wurden Studienteilnehmer mit einer MTT über 41 [1/10s] massiv spasmolytisch therapiert, um irreversiblen Schäden des Hirnparenchyms vorzubeugen. Trotz dieser Intervention und der damit verbundenen Kappung höchster MTT-Werte, ergeben sich in den verschiedenen Analysen statistisch signifikante Ergebnisse. Ohne diese Interventionen wäre zu erwarten, dass das Signifikanzniveau in den einzelnen Analysen noch erheblich deutlicher ausgefallen wäre.

Schlussfolgernd ist das mit Hilfe der CT-Perfusion gemessene Ausmaß der zerebralen Zirkulationsstörung als Prädiktor für die langfristige gesundheitliche Rehabilitation einsetzbar. Die CT-Perfusion kann als verlässliche non-invasive Bildgebung zum Monitoring von SAB-Patienten verwandt werden. Durch Verlaufsbeobachtungen der CT-Perfusionsparameter MTT und T_{max} lassen sich frühzeitig Veränderungen der zerebralen Perfusion feststellen und bei Kenntnis der Schwellenwerte präventiv behandeln.

6.1. Zusammenfassung und Ausblick

Die vorliegende Arbeit kann mehrere statistisch beeinflussende Faktoren für die langfristige gesundheitliche Erholung identifizieren. Laut der linearen Regressionsanalyse nehmen folgende Regressoren in absteigender Reihenfolge statistischen Einfluss auf das langfristige Outcome (mRS): der WFNS-Grad, die MTT, das Patientenalter und der Fisher-Grad. Die übrigen Variablen und Parameter tragen statistisch nicht hinreichend zum Regressionsmodell bei. Durch Einsetzen der Merkmale in die Regressionsgleichung kann man den modified Rankin Scale <u>näherungsweise</u> prognostizieren:

$$mRS = 0{,}379 \cdot x_{WFNS} + 0{,}073 \cdot x_{MTT} + 0{,}038 \cdot x_{Alter} + 0{,}322 \cdot x_{Fisher} - 4{,}479$$

Mit Hilfe der vier Größen in diesem Modell lassen sich 42,9 % der Outcome-Variationen (mRS) erklären. Bei einer Patientenstudie ist das ein ausgesprochen guter Wert (71).

Die MTT ist ein wichtiger Hauptregressor dieser Gleichung mit statistischem Einfluss auf den mRS. Nach Ausschluss des Perfusionsparameters MTT aus der Regressionsgleichung ließen sich lediglich noch 35,3 % ($R^2 = 0{,}353$) der Variation des mRS der 312 Studienteilnehmer erklären. Die sich als zutreffend herausgestellte Hypothese, dass sich in der Patientengruppe mit geringem Primärschaden (WFNS $\leq$ II) und langfristig schlechter Erholung (mRS $\geq$ 3) besonders viele Patienten mit sehr langer MTT befinden, unterstreicht die zentral prognostische Stellung der MTT.

Das langfristige Outcome (mRS) ist umso schlechter, je höher der Fisher- oder WFNS-Grad bei Aufnahme ist. Nach einem diagnostizierten Fisher-Grad 0 bis II erreichen Patienten häufiger einen modified Rankin Scale zwischen 0 und 2. 75 % der Studienteilnehmer, die bei Aufnahme wach und orientiert sind (WFNS-Grad I oder II), erholen sich „gut" (mRS 0 bis 2). Der durch das Ausmaß der Blutung verursachte Primärschaden bei einem WFNS Grad I bis III führt statistisch signifikant häufiger zu einem modified Rankin Scale 0 bis 3. Insgesamt ist die langfristige gesundheitliche Rehabilitation nach einem WFNS-Grad IV oder V genauso wie bei einem Fisher-Grad III oder IV schlechter. Diese Patienten bedürfen einer intensiveren Betreuung und Überwachung.

Ein Alter von über 63 Jahren führt nach der statistischen Auswertung zu mittelgradig schwerer Morbidität oder Mortalität (mRS 5 oder 6). 20- bis 40-jährige Patienten erreichen eine statistisch signifikant kürzere MTT als die Altersgruppe der 50- bis 80-Jährigen. Die T_{max} ist altersunabhängig. Ältere Patienten erreichen eine statistisch schlechtere gesundheitliche Rehabilitation und haben ein hohes Risiko für zerebrale Zirkulationsstörungen.

Beim Vergleich der MTT der Studienteilnehmer mit dem Median des generierten Normaldatensatzes plus dem Doppelten der Standardabweichung zeigt sich bei 285 der 312 Patienten (91,3 %) eine stark pathologische Verlängerung. Bei 45,5 % der Studienteilnehmer ist während des Klinikaufenthaltes ein verzögertes ischämisches neurologisches Defizit (DIND) zu beobachten. Je mehr Blut im CT (Fisher-Grad) diagnostiziert wird, desto größer ist die Wahrscheinlichkeit eines DIND. Patienten mit einem mRS 0 und 1 leiden in der Frühphase statistisch signifikant weniger an einem DIND. Bei mRS 2 bis 6 ist ein gehäuftes Auftreten zu beobachten. Die MTT der DIND-Gruppe ist statistisch signifikant länger als die der Nicht-DIND-Gruppe. Mit Hilfe der T_{max} können die beiden Gruppen tendenziell unterschieden werden.

Es liegt eine unterschiedliche Wertigkeit der CT-Perfusionsparameter zur Prognose des langfristigen Outcomes vor. Im Vergleich zur MTT ist die T_{max} ein unsicherer Marker für den modified Rankin Scale. Die T_{max} zeigt in der statistischen Auswertung eine größere Streubreite mit resultierender hoher Standardabweichung.

Graduierungen der CT-Perfusionsparameter als Maß der zerebralen Zirkulationsstörung helfen bei der Identifikation von Risikopatienten. Die MTT ist für den behandelnden Arzt ein zuverlässiger Parameter zur Abwägung von Therapiemöglichkeiten im Hinblick auf die langfristige gesundheitliche Erholung. Ein langfristig gutes Outcome mit uneingeschränktem Alltag (mRS 0 und 1) wird bei einer maximalen MTT von unter 3,66 s (oder einer T_{max} von unter 1,92/1,66 s) erreicht.

Liegt die MTT des Patienten im Verlauf höher als 3,66 s und niedriger als 4,11 s, befindet sich die zerebrale Perfusion in einem semikritischen Übergangsbereich für ein langfristig schlechteres Outcome. Eine Indikation für eine Angiographie mit eventueller endovaskulärer Spasmolyse ist großzügig zu stellen. Der Patient sollte im Hinblick auf zerebrale Zirkulationsstörungen stärker überwacht und die spasmolytischen Medikamente intensiviert werden. Auf diese Weise kann einer symptomatischen Manifestation eines DIND präventiv vorgebeugt werden.

Eine MTT von 4,11 s (eine T_{max} von 2,1/1,9 s) ist die Schwelle für ein langfristig schlechtes Outcome (≥ mRS 2). Bei der statistischen Auswertung ergaben sich geschlechtsspezifische Unterschiede in Bezug auf die MTT. Geschlechtsspezifisch liegt die Schwelle für weibliche Patienten bei 3,93 s und für männliche Patienten bei 4,19 s. Die vorliegenden zerebralen Zirkulationsstörungen haben statistisch eine langfristig schlechtere gesundheitliche Rehabilitation zur Folge. Die Minderung der zerebralen Perfusion der Patienten hat höchste Priorität, um weitere Schädigung des Hirnparenchyms zu verhindern. Spasmolytische Medikamente sollten weiter intensiviert, die endovaskuläre Spasmolyse eingeleitet und eine Ausdehnung des Intensivaufenthaltes durchgeführt werden. Steigt die MTT auf über 4,39 s (oder die T_{max} über 2,28/2,11 s) ist mit einem sehr schlechten langfristigen Outcome zu rechnen (mRS 4 bis 6). Kontinuierliches Monitoring mittels der CT-Perfusion und präventives Eingreifen bei Beachtung dieser Schwellenwerte kann die langfristige gesundheitliche Erholung der Patienten nach SAB verbessern.

Folgeprojekte sollten ein Perfusionsphantom zur Auswertung der Parameter CBF und CBV entwickeln. Diese Forschungsarbeiten sollten den diagnostischen Nutzen der Fluss- und Volumen-Parameter für die in der Neuroradiologischen Abteilung Düsseldorf verwandte Gerätekonstellation der CTP näher untersuchen. Die Identifikation von Schwellenwerten für CBF und CBV könnte ein Ziel sein. Veröffentlichungen deuten an, dass vor allem durch die Auswertung des Parameters CBF eine aufschlussreiche Diagnostik zerebraler Zirkulationsstörungen möglich ist (23, 24).

Eine Standardisierung der Gerätekonstellation und Anwendungsmodelle der CT-Perfusion ist wünschenswert. Auf diese Weise würde der direkte Vergleich der absoluten Werte der CT-Perfusionsparameter mit anderen medizinischen Instituten und Einrichtungen möglich. Eine Verallgemeinerung von Grenzwerten und der direkte Vergleich von publizierten Daten bergen einen großen Nutzen für eine noch effektivere Behandlung.

Kommende Forschungsarbeiten sollten den zellulären und neuroendokrinen Mechanismus der zerebralen Zirkulationsstörung und die Entstehung eines DIND weiter beleuchten. Der genaue Ablauf ist komplex und durch derzeitig publizierte Forschungen nicht im Kern geklärt (22, 25, 29). Es könnten neue Angriffspunkte für effektivere Therapien gefunden werden.

Die medizinische Forschung ist einem ständigen Wandel und Fortschritt unterworfen. Ziel ist die bessere und noch effektivere Behandlung von Patienten mit schwerwiegenden, lebensbedrohlichen Erkrankungen wie einer Subarachnoidalblutung. Hauptursache für sekundäre Morbidität und Mortalität nach SAB bildet die zerebrale Zirkulationsstörung (8, 13, 22). Die CT-Perfusion ist eine fortschrittliche und non-invasive Möglichkeit zum Monitoring der Perfusion als Maß zerebraler Zirkulationsstörungen. Sie hilft Risikopatienten zu identifizieren. Bisher fehlten Schwellenwerte der CT-

Perfusion für eine langfristig schlechte gesundheitliche Erholung. Die vorliegende Untersuchung hat Risikofaktoren aufgedeckt, Graduierungen der Perfusion geliefert und Schwellenwerte identifiziert. Auf Grundlage dieser Ergebnisse kann eine präventive Behandlung frühzeitig eingeleitet werden. Die behandelnden Ärzte können Patienten nach SAB im Hinblick auf die langfristige gesundheitliche Rehabilitation in der Frühphase der Erkrankung nun noch effektiver versorgen.

7. Abkürzungsverzeichnis

Abkürzung	Erklärung
SAB	Subarachnoidalblutung
CT	Computertomographie
CTP	CT-Perfusion
MRT	Magnetresonanztomographie
MRP	MR-Perfusion
CTA	CT-Angiographie
DSA	Digitale Subtraktionsangiographie
TCD	Transkranielle Dopplersonographie
AIF	Arterielle Inputfunktion
MTT	mean transit time (mittlere Transitzeit)
MTT_{peak}	längste mean transit time (mittlere Transitzeit) der gesamten CT-Perfusions-Untersuchungen eines Studienteilnehmers
T_{max}	Zeitpunkt des Maximums der Restfunktion
CBF	cerebral blood flow (zerebraler Blutfluss)
CBV	cerebral blood volume (zerebrales Blutvolumen)
mRS	modified Rankin Scale
GCS	Glasgow Coma Scale
WFNS	World Federation of Neurological Surgeons
DIND	Delayed Ischemic Neurological Deficit
DCI	Delayed Cerebral Ischemia
σ	Standardabweichung
Σ	Summenzeichen
i.v.	intravenös
I	Ausgangsgruppe
J	Vergleichsgruppe
LSD	"least significant difference" (Statistischer Test der Varianzanalyse)

8. Literaturverzeichnis

1. Turowski, B. (2007): Untersuchung zur Erfassung zerebraler Zirkulationsstörungen nach Subarachnoidalblutung. Einsatz der CT-Perfusion. Habilitationsschrift, ULB Düsseldorf

2. Sarrafzadeh, A. S.; Kaisers, U.; Boemke, W. (2007): Aneurysmal subarachnoid hemorrhage. Significance and complications. In: *Anaesthesist* 56 (9), S. 957 - 966.

3. Unterberg, A. W.; Sakowitz, O. W.; Sarrafzadeh, A. S.; Benndorf, G.; Lanksch, W. R. (2001): Role of bedside microdialysis in the diagnosis of cerebral vasospasm following aneurysmal subarachnoid hemorrhage. In: *J. Neurosurg.* 94 (5), S. 740 - 749.

4. Turowski, B.; Du Mesnil de Rochemont, R.; Beck, J.; Berkefeld, J.; Zanella, F. E. (2005): Assessment of changes in cerebral circulation time due to vasospasm in a specific arterial territory: effect of angioplasty. In: *Neuroradiology* 47 (2), S. 134 - 143.

5. Turowski, B.; Haenggi, D.; Wittsack, J.; Beck, A.; Moedder, U. (2007): Cerebral perfusion computerized tomography in vasospasm after subarachnoid hemorrhage: diagnostic value of MTT. In: *Rofo.* 179 (8), S. 847 - 854.

6. Hacke, W.; Poeck, K. (2010): Neurologie. 13. Auflage, Heidelberg: Springer-Verlag (Springer-Lehrbuch), S. 261 - 285.

7. Linn, F. H.; Rinkel, G. J.; Algra, A.; van Gijn, J. (1996): Incidence of subarachnoid hemorrhage: role of region, year, and rate of computed tomography: a meta-analysis. In: Stroke 27 (4), S. 625 - 629.

8. Kassell, N. F.; Torner, J. C.; Haley, E. C.; Jane, J. A.; Adams, H. P.; Kongable, G. L. (1990): The International Cooperative Study on the Timing of Aneurysm Surgery. Part 1: Overall management results. In: J. Neurosurg. 73 (1), S. 18 - 36.

9. Broderick, J. P.; Brott, T. G.; Duldner, J. E.; Tomsick, T.; Leach, A. (1994): Initial and recurrent bleeding are the major causes of death following subarachnoid hemorrhage. In: *Stroke* 25 (7), S. 1342 - 1347.

10. Teunissen, L. L.; Rinkel, G. J.; Algra, A.; van Gijn, J. (1996): Risk factors for subarachnoid hemorrhage: a systematic review. In: *Stroke* 27 (3), S. 544 - 549.

11. Kassell, N. F.; Torner, J. C. (1983): Aneurysmal rebleeding: a preliminary report from the Cooperative Aneurysm Study. In: *Neurosurgery* 13 (5), S. 479 - 481.

12. Stehbens, W. E. (1963): Histopathology of cerebral aneurysms. In: *Arch. Neurol.* 8, S. 272 - 285.

13. Lazaridis, C.; Naval, N. (2010): Risk factors and medical management of vasospasm after subarachnoid hemorrhage. In: *Neurosurg. Clin. N. Am.* 21 (2), S. 353 - 364.

14. Van Gijn, J.; Hijdra, A.; Wijdicks, E. F.; Vermeulen, M.; van Crevel, H. (1985): Acute hydrocephalus after aneurysmal subarachnoid hemorrhage. In: *J. Neurosurg.* 63 (3), S. 355 - 362.

15. Widenka, D. C.; Wolf, S.; Schürer, L.; Plev, D. V.; Lumenta, C. B. (2000): Factors leading to hydrocephalus after aneurysmal subarachnoid hemorrhage. In: *Neurol. Neurochir. Pol.* 34 (6 Suppl.), S. 56 - 60.

16. Klinge, P.; Marmarou, A.; Bergsneider, M.; Relkin, N.; Black, P. M. (2005): Outcome of shunting in idiopathic normal-pressure hydrocephalus and the value of outcome assessment in shunted patients. In: *Neurosurgery* 57 (3 Suppl.), S. 40 - 52.

17. Mirzayan, M. J.; Luetjens, G.; Borremans, J. J.; Regel, J. P.; Krauss, J. K. (2010): Extended long-term (> 5 years) outcome of cerebrospinal fluid shunting in idiopathic normal pressure hydrocephalus. In: *Neurosurgery* 67 (2), S. 295 - 301.

18. Connors, J. J.; Wojak, J. C. (1999): Percutaneous transluminal angioplasty for intracranial atherosclerotic lesions: evolution of technique and short-term results. In: *J. Neurosurg.* 91 (3), S. 415 - 423.

19. Kassell, N. F.; Torner, J. C.; Jane, J. A.; Haley, E. C.; Adams, H. P. (1990): The International Cooperative Study on the Timing of Aneurysm Surgery. Part 2: Surgical results. In: *J. Neurosurg.* 73 (1), S. 37 - 47.

20. Kassell, N. F.; Sasaki, T.; Colohan, A. R.; Nazar, G. (1985): Cerebral vasospasm following aneurysmal subarachnoid hemorrhage. In: *Stroke* 16 (4), S. 562 - 572.

21. Crowley, R. W.; Medel, R.; Dumont, A. S.; Ilodigwe, D.; Kassell, N. F.; Mayer, S. A. et al. (2011): Angiographic vasospasm is strongly correlated with cerebral infarction after subarachnoid hemorrhage. In: *Stroke* 42 (4), S. 919 - 923.

22. Dumont, A. S.; Dumont, R. J.; Chow, M. M.; Lin, C. L.; Calisaneller, T.; Ley, K. F. et al. (2003): Cerebral vasospasm after subarachnoid hemorrhage: putative role of inflammation. In: *Neurosurgery* 53 (1), S. 123 - 133.

23. Sviri, G. E.; Britz, G. W.; Lewis, D. H.; Newell, D. W.; Zaaroor, M.; Cohen, W. (2006): Dynamic perfusion computed tomography in the diagnosis of cerebral vasospasm. In: *Neurosurgery* 59 (2), S. 319 - 325.

24. Sanelli, P. C.; Ugorec, I.; Johnson, C. E.; Tan, J.; Segal, A. Z.; Fink, M. et al. (2011): Using Quantitative CT Perfusion for Evaluation of Delayed Cerebral Ischemia Following Aneurysmal Subarachnoid Hemorrhage. In: *AJNR A. J. Neuroradiol.* 32 (11), S. 2047 - 2053.

25. Dankbaar, J. W.; Rijsdijk, M.; van der Schaaf, I. C.; Velthuis, B. K.; Wermer, M. J.; Rinkel, G. J. (2009): Relationship between vasospasm, cerebral perfusion, and delayed cerebral ischemia after aneurysmal subarachnoid hemorrhage. In: *Neuroradiology* 51 (12), S. 813 - 819.

26. Frontera, J. A.; Fernandez, A.; Schmidt, J. M.; Claassen, J.; Wartenberg, K. E.; Badjatia, N. et al. (2009): Defining vasospasm after subarachnoid hemorrhage: what is the most clinically relevant definition? In: *Stroke* 40 (6), S. 1963 - 1968.

27. Fisher, C. M.; Roberson, G. H.; Ojemann, R. G. (1977): Cerebral vasospasm with ruptured saccular aneurysm - the clinical manifestations. In: *Neurosurgery* 1 (3), S. 245 - 248.

28. Sobey, C. G.; Faraci, F. M. (1998): Subarachnoid haemorrhage: what happens to the cerebral arteries? In: *Clin. Exp. Pharmacol. Physiol.* 25 (11), S. 867 - 876.

29. Koide, M.; Nystoriak, M. A.; Brayden, J. E.; Wellman, G. C. (2011): Impact of subarachnoid hemorrhage on local and global calcium signaling in cerebral artery myocytes. In: *Acta Neurochir. Suppl.* 110 (Pt. 1), S. 145 - 150.

30. Lauritzen, M.; Dreier, J. P.; Fabricius, M.; Hartings, J. A.; Graf, R.; Strong, A. J. (2011): Clinical relevance of cortical spreading depression in neurological disorders: migraine, malignant stroke, subarachnoid and intracranial hemorrhage, and traumatic brain injury. In: *J. Cereb. Blood Flow Metab.* 31 (1), S. 17 - 35.

31. Mun-Bryce, S.; Wilkerson, A. C.; Papuashvili, N.; Okada, Y. C. (2001): Recurring episodes of spreading depression are spontaneously elicited by an intracerebral hemorrhage in the swine. In: *Brain Res.* 888 (2), S. 248 - 255.

32. Wintermark, M.; Sincic, R.; Sridhar, D.; Chien, J. D. (2008): Cerebral perfusion CT: technique and clinical applications. In: *J. Neuroradiol.* 35 (5), S. 253 - 260.

33. Hänggi, D.; Turowski, B.; Beseoglu, K.; Yong, M.; Steiger, H. J. (2008): Intraarterial nimodipine for severe cerebral vasospasm after aneurysmal subarachnoid hemorrhage: influence on clinical course and cerebral perfusion. In: *AJNR Am. J. Neuroradiol.* 29 (6), S. 1053 - 1060.

34. Muench, E.; Horn, P.; Bauhuf, C.; Roth, H.; Philipps, M.; Hermann, P. et al. (2007): Effects of hypervolemia and hypertension on regional cerebral blood flow, intracranial pressure, and brain tissue oxygenation after subarachnoid hemorrhage. In: *Crit. Care Med.* 35 (8), S. 1844 - 1851.

35. Meyer, R.; Deem, S.; Yanez, N. D.; Souter, M.; Lam, A.; Treggiari, M. M. (2011): Current practices of triple-H prophylaxis and therapy in patients with subarachnoid hemorrhage. In: *Neurocrit. Care* 14 (1), S. 24 - 36.

36. Musahl, C.; Henkes, H.; Vajda, Z.; Coburger, J.; Hopf, N. (2011): Continuous local intra-arterial nimodipine administration in severe symptomatic vasospasm after subarachnoid hemorrhage. In: *Neurosurgery* 68 (6), S. 1541 - 1547.

37. Hoh, B. L.; Ogilvy, C. S. (2005): Endovascular treatment of cerebral vasospasm: transluminal balloon angioplasty, intra-arterial papaverine, and intra-arterial nicardipine. In: *Neurosurg. Clin. N. Am.* 16 (3), S. 501 - 516.

38. Pierot, L.; Aggour, M.; Moret, J. (2010): Vasospasm after aneurysmal subarachnoid hemorrhage: recent advances in endovascular management. In: *Curr. Opin. Crit. Care* 16 (2), S. 110 - 116.

39. Teasdale, G. M.; Drake, C. G.; Hunt, W.; Kassell, N.; Sano, K.; Pertuiset, B.; De Villiers, J. C. (1988): A universal subarachnoid hemorrhage scale: report of a committee of the World Federation of Neurosurgical Societies. In: *J. Neurol. Neurosurg. Psychiatry* 51 (11), S. 1457.

40. Lindvall, P.; Runnerstam, M.; Birgander, R.; Koskinen, L. O. (2009): The Fisher grading correlated to outcome in patients with subarachnoid haemorrhage. In: *Br. J. Neurosurg.* 23 (2), S. 188 - 192.

41. Mann, D. (2002): The role of lumbar puncture in the diagnosis of subarachnoid hemorrhage when computed tomography is unavailable. In: *CJEM* 4 (2), S. 102 - 105.

42. Uysal, E.; Yanbuloğlu, B.; Ertürk, M.; Kilinç, B. M.; Başak, M. (2005): Spiral CT angiography in diagnosis of cerebral aneurysms of cases with acute subarachnoid hemorrhage. In: *Diagn. Interv. Radiol.* 11 (2), S. 77 - 82.

43. Wintermark, M.; Ko, N. U.; Smith, W. S.; Liu, S.; Higashida, R. T.; Dillon, W. P. (2006): Vasospasm after subarachnoid hemorrhage: utility of perfusion CT and CT angiography on diagnosis and management. In: *AJNR Am. J. Neuroradiol.* 27 (1), S. 26 - 34.

44. Brüning, R. (2011): Deutsche Gesellschaft für Neuroradiologie e.V. [Online, Zitat vom: 8. Oktober 2011.] http://www.dgnr.org/was-ist-neuroradiologie/diagnostik/26-angiographie.

45. Baumann, F.; Khan, N.; Yonekawa, Y. (2008): Patient and aneurysm characteristics in multiple intracranial aneurysms. In: *Acta Neurochir. Suppl.* 103, S. 19 - 28.

46. Turowski, B.; Hänggi, D.; Beck, A.; Aurich, V.; Steiger, H. J.; Moedder, U. (2007): New angiographic measurement tool for analysis of small cerebral vessels: application to a subarachnoid haemorrhage model in the rat. In: *Neuroradiology* 49 (2), S. 129 - 137.

47. Washington, C. W.; Zipfel, G. J. (2011): Detection and monitoring of vasospasm and delayed cerebral ischemia: a review and assessment of the literature. In: *Neurocrit. Care* 15 (2), S. 312 - 317.

48. Schubert, G. A.; Thome, C. (2008): Cerebral blood flow changes in acute subarachnoid hemorrhage. In: *Front. Biosci.* 13, S. 1594 - 1603.

49. Assessment (1990): Transcranial Doppler. Report of the American Academy of Neurology, Therapeutics and Technology Assessment Subcommittee. In: *Neurology* 40 (4), S. 680 - 681.

50. Unterberg, A. W.; Sakowitz, O. W.; Sarrafzadeh, A. S.; Benndorf, G.; Lanksch, W. R. (2001): Role of bedside microdialysis in the diagnosis of cerebral vasospasm following aneurysmal subarachnoid hemorrhage. In: *J. Neurosurg.* 94 (5), S. 740 - 749.

51. Sanelli, P. C.; Jou, A.; Gold, R.; Reichman, M.; Greenberg, E.; John, M. et al. (2011): Using CT perfusion during the early baseline period in aneurysmal subarachnoid hemorrhage to assess for development of vasospasm. In: *Neuroradiology* 53 (6), S. 425 - 434.

52. Killeen, R. P.; Mushlin, A. I.; Johnson, C. E.; Comunale, J. P.; Tsiouris, A. J.; Delaney, H. et al. (2011): Comparison of CT perfusion and digital subtraction angiography in the evaluation of delayed cerebral ischemia. In: *Acad. Radiol.* 18 (9), S. 1094 - 1100.

53. Dankbaar, J. W.; de Rooij, N. K.; Velthuis, B. K.; Frijns, C. J.; Rinkel, J. E.; van der Schaaf, I. C. (2009): Diagnosing delayed cerebral ischemia with different CT modalities in patients with subarachnoid hemorrhage with clinical deterioration. In: *Stroke* 40 (11), S. 3493 - 3498.

54. Dankbaar, J. W.; de Rooij, N. K.; Rijsdijk, M.; Velthuis, B. K.; Frijns, C. J.; Rinkel, G. J.; van der Schaaf, I. C. (2010): Diagnostic threshold values of cerebral perfu-

sion measured with computed tomography for delayed cerebral ischemia after aneurysmal subarachnoid hemorrhage. In: *Stroke* 41 (9), S. 1927 - 1932.

55. Lefournier, V.; Krainik, A.; Gory, B.; Derderian, F.; Bessou, P.; Fauvage, B. et al. (2010): Perfusion CT to quantify the cerebral vasospasm following subarachnoid hemorrhage. In: *J. Neuroradiol.* 37 (5), S. 284 - 291.

56. Binaghi, S.; Colleoni, M. L.; Maeder, P.; Uské, A.; Regli, L.; Dehdashti, A. R. et al. (2007): CT angiography and perfusion CT in cerebral vasospasm after subarachnoid hemorrhage. In: *AJNR Am. J. Neuroradiol.* 28 (4), S. 750 - 758.

57. Haley, E. C.; Kassell, N. F.; Torner, J. C. (1992): The International Cooperative Study on the Timing of Aneurysm Surgery. The North American experience. In: *Stroke* 23 (2), S. 205 - 214.

58. Schmieder K.; Heuser L.; Skodda S. (2007): Übersichtsarbeit - Vorgehen bei nicht traumatischer Subarachnoidalblutung des Erwachsenen, In: Dtsch. Ärztebl. 104 (39), S. 2649 - 2654.

59. Molyneux, A. J.; Kerr, R. S.; Yu, L. M.; Clarke, M.; Sneade, M.; Yarnold, J. A.; Sandercock, P. (2005): International subarachnoid aneurysm trial (ISAT) of neurosurgical clipping versus endovascular coiling in 2143 patients with ruptured intracranial aneurysms: a randomised comparison of effects on survival, dependency, seizures, rebleeding, subgroups, and aneurysm occlusion. In: *Lancet* 366 (9488), S. 809 - 817.

60. De Oliveira, J. G.; Beck, J.; Ulrich, C.; Rathert, J.; Raabe, A.; Seifert, V. (2007): Comparison between clipping and coiling on the incidence of cerebral vasospasm after aneurysmal subarachnoid hemorrhage: a systematic review and meta-analysis. In: *Neurosurg. Rev.* 30 (1), S. 22 - 30.

61. Frazer, D.; Ahuja, A.; Watkins, L.; Cipolotti, L. (2007): Coiling versus clipping for the treatment of aneurysmal subarachnoid hemorrhage: a longitudinal investigation into cognitive outcome. In: *Neurosurgery* 60 (3), S. 434 - 441.

62. Wintermark, M.; Maeder, P.; Verdun, F. R.; Thiran, J. P.; Valley, J. F.; Schnyder, P.; Meuli, R.(2000): Using 80 kVp versus 120 kVp in perfusion CT measurement of regional cerebral blood flow. In: *AJNR Am. J. Neuroradiol.* 21 (10), S. 1881 - 1884.

63. Van Swieten, J. C.; Koudstaal, P. J.; Visser, M. C.; Schouten, H. J.; van Gijn, J. (1988): Interobserver agreement for the assessment of handicap in stroke patients. In: *Stroke* 19 (5), S. 604 - 607.

64. Huybrechts, K. F.; Caro, J. J. (2007): The Barthel Index and modified Rankin Scale as prognostic tools for long-term outcomes after stroke: a qualitative review of the literature. In: *Curr. Med. Res. Opin.* 23 (7), S. 1627 - 1636.

65. Banks, J. L.; Marotta, C. A. (2007): Outcomes validity and reliability of the modified Rankin scale: implications for stroke clinical trials: a literature review and synthesis. In: *Stroke* 38 (3), S. 1091 - 1096.

66. Janssen, P. M.; Visser, N. A.; Dorhout Mees, S. M.; Klijn, C. J.; Algra, A.; Rinkel, G. J. (2010): Comparison of telephone and face-to-face assessment of the modified Rankin Scale. In: *Cerebrovasc. Dis.* 29 (2), S. 137 - 139.

67. Steiger, H.-J.; Reulen, H.-J.; Steiger-Reulen (2006): Manual Neurochirurgie. 2. Auflage, Landsberg: Verlagsgruppe Hüthig, Jehle Rehm GmbH, S. 249.

68. Rasch, B.; Hofmann, W.; Friese, M.; Naumann, E. (2010): Quantitative Methoden. Einführung in die Statistik für Psychologen und Sozialwissenschaftler. 3. Auflage, Heidelberg: Springer-Verlag (Springer-Lehrbuch), S. 14 - 29.

69. Eckey, H.-F. (2006): SPSS Skript. [Online, Zitat vom: 5. Mai 2011] http://www.ivwl.uni-kassel.de/eckey/lehre/multivariate/spss/.

70. Bartels, A. (2004): Einführung in SPSS. [Online, Zitat vom: 20.. Juni 2011.] http://pascal.kgw.tu-berlin.de/gnom/Lehre/ spss/index.html.

71. Backhaus, K.; Erichson, B.; Plinke, W.; Weiber, R.; (2011): Multivariate Analysemethoden. Eine anwendungsorientierte Einführung. 13. Auflage, Berlin: Springer-Verlag (Springer-Lehrbuch), S. 24 ff.

72. Burchardi, H.; Larsen, R.; Marx, G.; Muhl, E.; Schölmerich, J. (2011): Die Intensivmedizin. 11. Auflage, Berlin: Springer-Verlag (Springer-Lehrbuch), S.1019 - 1021.

73. Wiseman, M. (2006): SPSS Special Topics: Lineare Regression. Leibniz-Rechenzentrum. [Online, Zitat vom: 05. August 2011.] http://www.lrz.de/services/schulung/unterlagen/spss/spss-regression/.

74. Ingall, T.; Asplund, K.; Mähönen, M.; Bonita, R. (2000): A multinational comparison of subarachnoid hemorrhage epidemiology in the WHO MONICA stroke study. In: *Stroke* 31 (5), S. 1054 - 1061.

75. WHO (1948): Die Bundesbehörden der schweizerischen Eidgenossenschaft. Verfassung der Weltgesundheitsorganisation. [Online, Zitat vom: 10. Oktober 2011] http://www.admin.ch/ch/d/sr/0_810_1/index.html.

76. Wilson, J. T.; Hareendran, A.; Grant, M.; Baird, T.; Schulz, U. G.; Muir, K. W.; Bone, I. (2002): Improving the assessment of outcomes in stroke: use of a structured interview to assign grades on the modified Rankin Scale. In: *Stroke* 33 (9), S. 2243 - 2246.

77. Vergouwen, M. D.; Vermeulen, M.; van Gijn, J.; Rinkel, G. J.; Wijdicks, E. F.; Muizelaar, J. P. et al. (2010): Definition of delayed cerebral ischemia after aneurysmal subarachnoid hemorrhage as an outcome event in clinical trials and observational studies: proposal of a multidisciplinary research group. In: Stroke 41 (10), S. 2391 - 2395.

78. Magge, S. N.; Chen, H. I.; Ramakrishna, R.; Cen, L.; Chen, Z.; Elliott, J. P. et al. (2010): Association of a younger age with an increased risk of angiographic and symptomatic vasospasms following subarachnoid hemorrhage. In: *J. Neurosurg.* 112 (6), S. 1208 - 1215.

9. Anhang

Fragebogen zur langfristigen gesundheitlichen Erholung

Ziel dieses Fragebogens ist die Graduierung der Studienteilnehmer in den modified Rankin Scale zur Bewertung des langfristigen Outcomes nach einer Subarachnoidalblutung (63, 76).

Allgemeine Informationen	
Name:	
Vorname:	
Geburtsdatum:	
Zeitpunkt der Befragung (aktuelle Datum):	
Die folgenden Fragen wurden	○ durch den Patienten selbstständig ausgefüllt
	○ durch Verwandte oder einer Pflegekraft
	○ durch den Patienten mit Unterstützung einer 3. Person
Einverständnis bzgl. der anonymisierte Datenspeicherung	○ Ja ○ Nein

1. Permanente Betreuung und Pflege aufgrund eines geistesabwesenden Zustandes des Patienten (Grad 5)	(physische und kognitive Beeinträchtigung)			
	heutzutage		Vor der Erkrankung	
1.1 Befindet sich der Patient in einem komatösen, geistesabwesenden Zustand aufgrund schwerer Behinderung (Bewusstseinsverlust, Kommunikationsverlust etc.) und ist auf permanente Pflege angewiesen?	○ Ja	○ Nein	○ Ja	○ Nein

2. Betreuung bei körperlichen Bedürfnissen/ beim Laufen (Grad 4)	(besonderes Augenmerk auf die physische Beeinträchtigung)

	heutzutage	vor der Erkrankung
2.1 Benötigt der Patient ständige Unterstützung und Betreuung in körperlichen Angelegenheiten (Essen, Trinken, Körperpflege etc.) und bei der Fortbewegung (Laufen etc.)?	○ Ja ○ Nein	○ Ja ○ Nein

3. Betreuung im alltäglichen Leben (Grad 3)

	heutzutage	vor der Erkrankung
3.1 Kann sich der Patient ohne Unterstützung fortbewegen (Laufen etc.) und benötigt lediglich Unterstützung und Betreuung in alltäglichen Angelegenheiten (Einkäufe, Essenszubereitung, Hausputz etc.)?	○ Ja ○ Nein	○ Ja ○ Nein

4. Einschränkung alltäglicher Aktivitäten und Aufgaben (Grad 2)

	heutzutage
4.1 Ist der Patient aufgrund leichter Symptome im Alltag eingeschränkt und nicht mehr fähig vereinzelt Aufgaben (bestimmte berufliche Tätigkeiten, häusliche Aufgaben etc.) und/ oder Aktivitäten (Freizeit, Sport, etc.) auszuführen wie vor der Erkrankung?	○ Ja ○ Nein

5. Symptome als Folge der Erkrankung (Grad 1/ Grad 0)

	heutzutage
5.1 Hat der Patient irgendwelche leichten Symptome festgestellt, die Ihn bei Pflichten und Aktivitäten nicht einschränken, die jedoch auf die Erkrankung zurückzuführen sind?	○ Ja, es zeigen sich Symptome. (Grad 1) ○ Nein, es sind keine Symptome vorhanden. (Grad 0)

Danksagung

Mein besonderer Dank gilt Herrn Priv.-Doz. Dr. med. Bernd Turowski, Leiter der Neuroradiologie im Institut für Diagnostische und Interventionelle Radiologie der Heinrich-Heine-Universität Düsseldorf, für die Bereitstellung des Themas, den kompetenten Anregungen und die freundliche Unterstützung.

Herrn Dr. med. Stephan Macht, Facharzt für Radiologie mit Schwerpunkt Neuroradiologie, für seine Betreuung, hilfreiche Unterstützung und den freundlichen Umgang.

Herrn Univ.-Prof. Dr. med. Hans-Jakob Steiger, Direktor der Neurochirurgischen Klinik, für die freundliche Übernahme des Korreferates.

Meinen Eltern für die immerwährende Unterstützung und vielfältige Hilfe; meiner Freundin und allen Freunden für die Unterstützung, die große Geduld und den netten Zuspruch während der Entstehung der Dissertation.

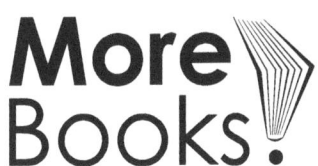

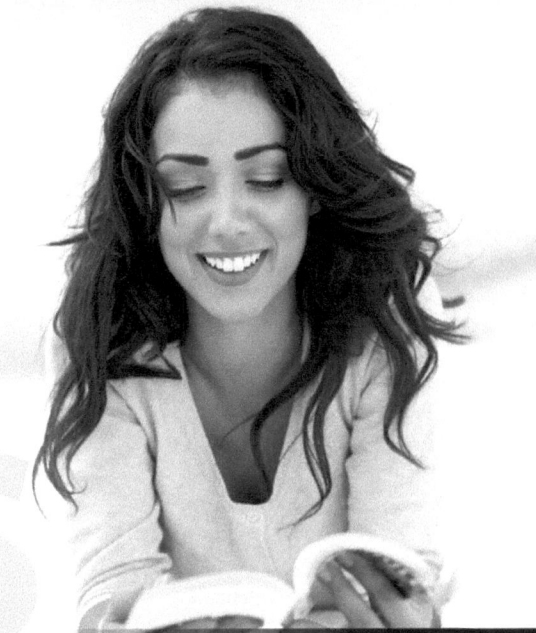

i want morebooks!

Buy your books fast and straightforward online - at one of world's fastest growing online book stores! Environmentally sound due to Print-on-Demand technologies.

Buy your books online at
www.get-morebooks.com

Kaufen Sie Ihre Bücher schnell und unkompliziert online – auf einer der am schnellsten wachsenden Buchhandelsplattformen weltweit! Dank Print-On-Demand umwelt- und ressourcenschonend produziert.

Bücher schneller online kaufen
www.morebooks.de

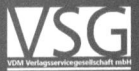

VDM Verlagsservicegesellschaft mbH
Heinrich-Böcking-Str. 6-8   Telefon: +49 681 3720 174   info@vdm-vsg.de
D - 66121 Saarbrücken   Telefax: +49 681 3720 1749 www.vdm-vsg.de

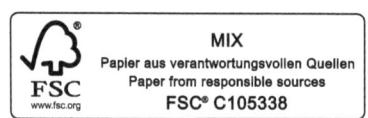

Printed by Books on Demand GmbH, Norderstedt / Germany